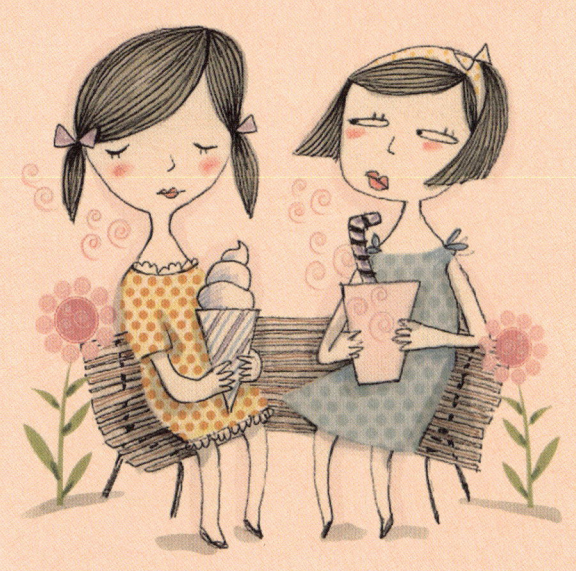

Sex Education Book for Children

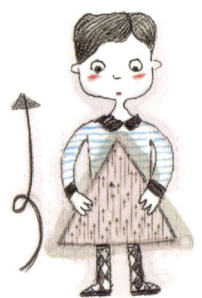 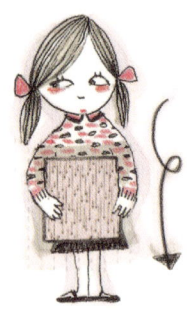

What comes to your mind when you think of the Korean word 'seong'? Palace? Your last name? These words are expressed as 'seong'. The word 'seong' has several different meanings, but how well do you understand about seong(sex) which refers to the physical characteristics and relationships between men and women?

Some of you have already started to have physical characteristics of a man or a woman. On the other hand, some of you are still flat-chested or have not changed your voice.

However, you will soon grow up to be a man or a woman. Don't worry too much. It is a natural process, like the changing of the seasons.

However, people tend to forget about something that are natural. Likewise, people neglect to teach about sex. In fact, sex is not easy to explain. It can be embarrassing enough to make us blush.

But you should be mindful about sex. Adults express love with their bodies as well as their heart. If you love someone, you'll also express your love to someone as adults do.

The only thing that is different is that adults can take responsibility for sex. Sex is the only way to make new life. Clearly, it is the responsibility of adults to give birth and take care of someone like you.

Unfortunately, some adults make money using sex. Some people use sex for their own pleasure, ignoring the other person's mind.

Love is the most beautiful thing in the world. It makes people care and respect each other. This is real happiness. Otherwise, it's not true love.

Listen carefully to the story of Chae-rin, Yung-Ju, Joon-hyung, Young-su, Jenny and Jeong-hun. Their story will help you understand your body, have a good relationship with your lover and have a good experience about sex.

But keep it quiet. It's a secret to read our friend's diaries.

In the Text

01. I knew I'd be a werewolf! - Pubic hair

02. I hate PE class the most! - Breast

03. A metallic sound came from my throat - A break in my voice

04. Catch a whale? - Circumcision

05. The enormous gift from mom - Menstruation

06. Men and women are the same - Gender Equality

07. My brother(sister), do you hear me? - Prenatal Training

08. Beautiful love - Sexual Relationship

09. All life is precious! - Abortion, Miscarriage, Contraception

10. You're not interested in me? - Dating

11. I'd like to see more and more - Pornography

12. Innocent behavior of curious children - Masturbation

13. Between friends? - Homosexuality

14. Protect my body - Preventing sexual violence

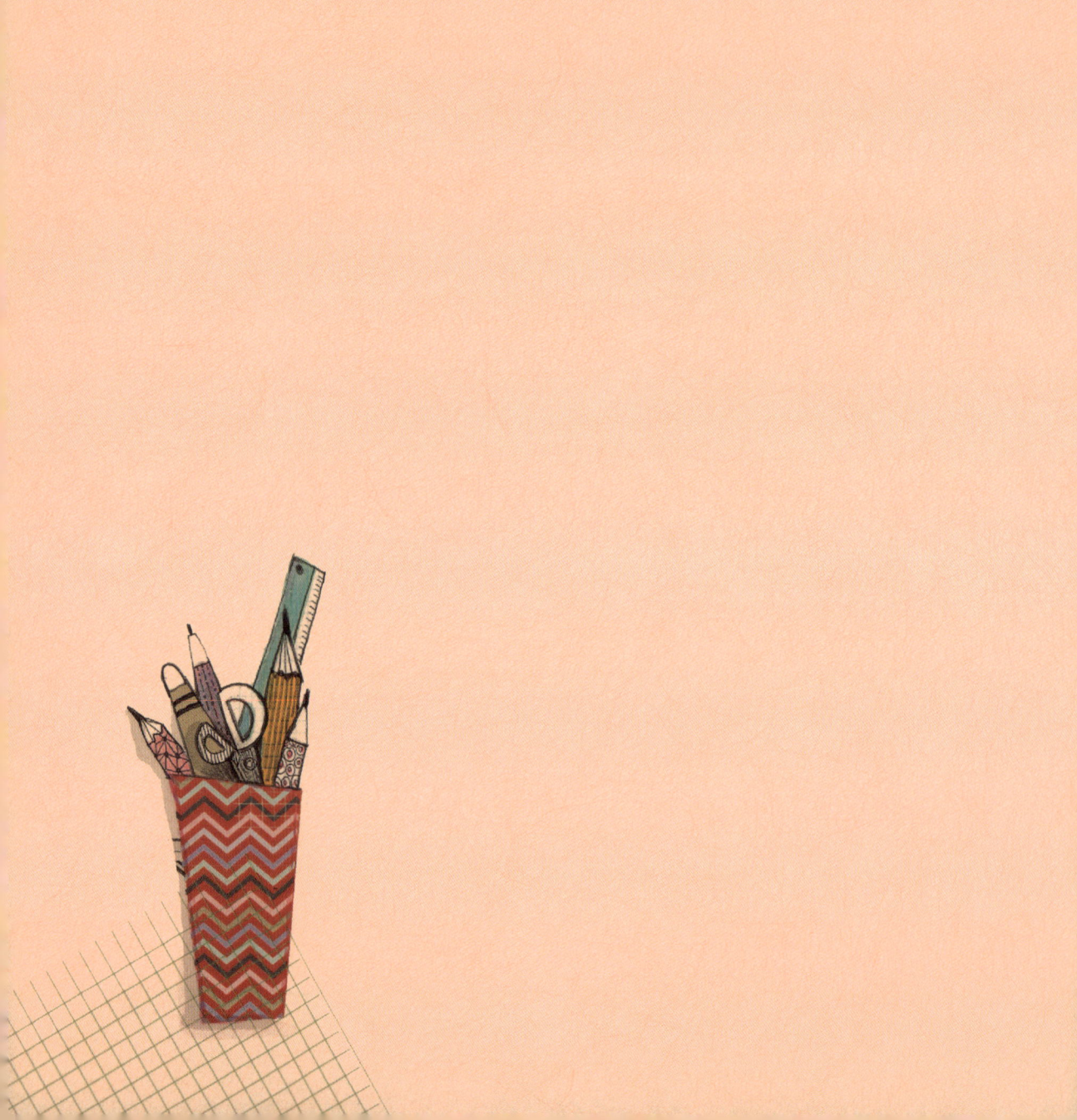

성교육을 부탁해

풀과바람 지식나무 28
성교육을 부탁해
Sex Education Book for Children

1판 1쇄 | 2016년 1월 29일
1판 8쇄 | 2021년 12월 27일

글 | 이영란
그림 | 강효숙

펴낸이 | 박현진
펴낸곳 | (주)풀과바람
주소 | 경기도 파주시 회동길 329(서패동, 파주출판도시)
전화 | 031) 955-9655~6
팩스 | 031) 955-9657
출판등록 | 2000년 4월 24일 제20-328호
블로그 | blog.naver.com/grassandwind
이메일 | grassandwind@hanmail.net

편집 | 이영란
디자인 | 박기준
마케팅 | 이승민

ⓒ글 이영란, 그림 강효숙, 2016

이 책의 출판권은 (주)풀과바람에 있습니다.
저작권법에 의해 보호를 받는 저작물이므로 무단 전재와 복제를 금합니다.

값 11,000원
ISBN 978-89-8389-632-2 73510

※잘못 만들어진 책은 구입처에서 바꾸어 드립니다.

이 도서의 국립중앙도서관 출판예정도서목록(CIP)은 서지정보유통지원시스템 홈페이지(seoji.nl.go.kr)와
국가자료공동목록시스템(www.nl.go.kr/kolisnet)에서 이용하실 수 있습니다. (CIP제어번호 : CIP2015033360)

제품명 성교육을 부탁해 | **제조자명** (주)풀과바람 | **제조국명** 대한민국
전화번호 031)955-9655~6 | **주소** 경기도 파주시 회동길 329
제조년월 2021년 12월 27일 | **사용 연령** 8세 이상
KC마크는 이 제품이 공통안전기준에 적합하였음을 의미합니다.

⚠ **주의**
어린이가 책 모서리에
다치지 않게 주의하세요.

성교육을 부탁해

이영란 · 글 | 강효숙 · 그림

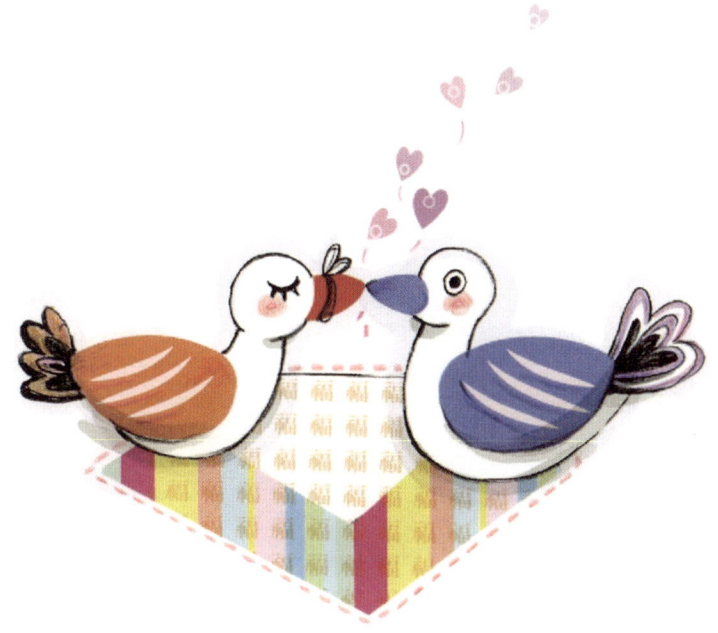

풀과바람

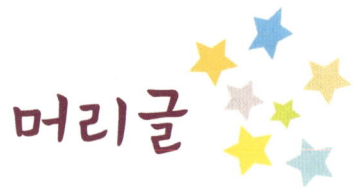

머리글

'성' 하면 무엇이 떠오르나요? 임금님과 여왕님이 사는 궁전? 적군이 쳐들어오지 못하게 산등성이에 높이 튼튼하게 쌓아 올린 돌담? 아니면 여러분의 이름 가장 앞에 붙은 칭호?

모두 똑같이 '성'으로 쓰지만, 남성과 여성의 육체적 특징 그리고 남녀의 육체적 관계인 '성(性)'에 대해 얼마나 알고 있나요?

여러분 중에는 이미 남성과 여성의 육체적 특징이 시작된 사람도 있고, 여전히 절벽 같은 가슴을 갖고 있거나 앳된 목소리를 내는 친구들이 있을 거예요.

하지만 곧 어른의 모습으로 바뀔 거예요. 너무 걱정하지 마요. 그건 계절이 변해 초록 새싹이 짙푸른 이파리가 되고 울긋불긋한 단풍이 됐다가 하얀 눈에 덮이는 것처럼 자연스러운 일이에요.

그렇지만 사람들은 자연스러운 일은 금방 잊곤 해요. 그래서 성을 가르치는 일도 소홀히 해요. 사실 설명하는 게 쉽지만은 않아요. 얼굴이 화끈화끈 부끄럽기도 하거든요.

하지만 성에 대해서는 항상 신경을 써야 해요. 어른들은 마음뿐만 아니라 몸으로도 사랑을 표현해요. 여러분도 누군가를 사랑하면 어른처럼 똑같이 하고 싶어질 거예요.

단지 어른들은 성에 대해 책임을 질 수 있다는 것이 달라요. '성'은 새로운 생명을 탄생시키는 유일한 방법이기도 하거든요. 사랑을 나누는 것은 세상에서 가장 아름다운 일이지만, 나와 닮은 누군가를 낳고 키우는 일은 분명 어른의 몫이에요.

안타깝게도 어른들 중에는 '성'을 이용해 돈을 버는 사람들이 있어요. 상대의 마음은 나 몰라라 한 채 자신의 즐거움을 위해 '성'을 이용하기도 하고요.

사랑이 세상에서 가장 아름다운 이유는, 사랑하는 사람들이 서로 아껴 주고 존중해 주기 때문이에요. 그것이 바로 행복인 거죠. 그렇지 않다면 그것은 진정한 사랑이 아니에요.

채린이와 영주, 준형이, 영수, 제니, 정훈이의 이야기를 들어 보세요. 여러분이 자신의 몸에 대해 잘 알고, 좋아하는 사람과 진실한 관계를 쌓아가며, 성에 대해 좋은 경험을 가질 수 있도록 도와줄 거예요. 쉿, 우리가 그 친구들의 일기를 엿본 것은 비밀이에요.

이영란

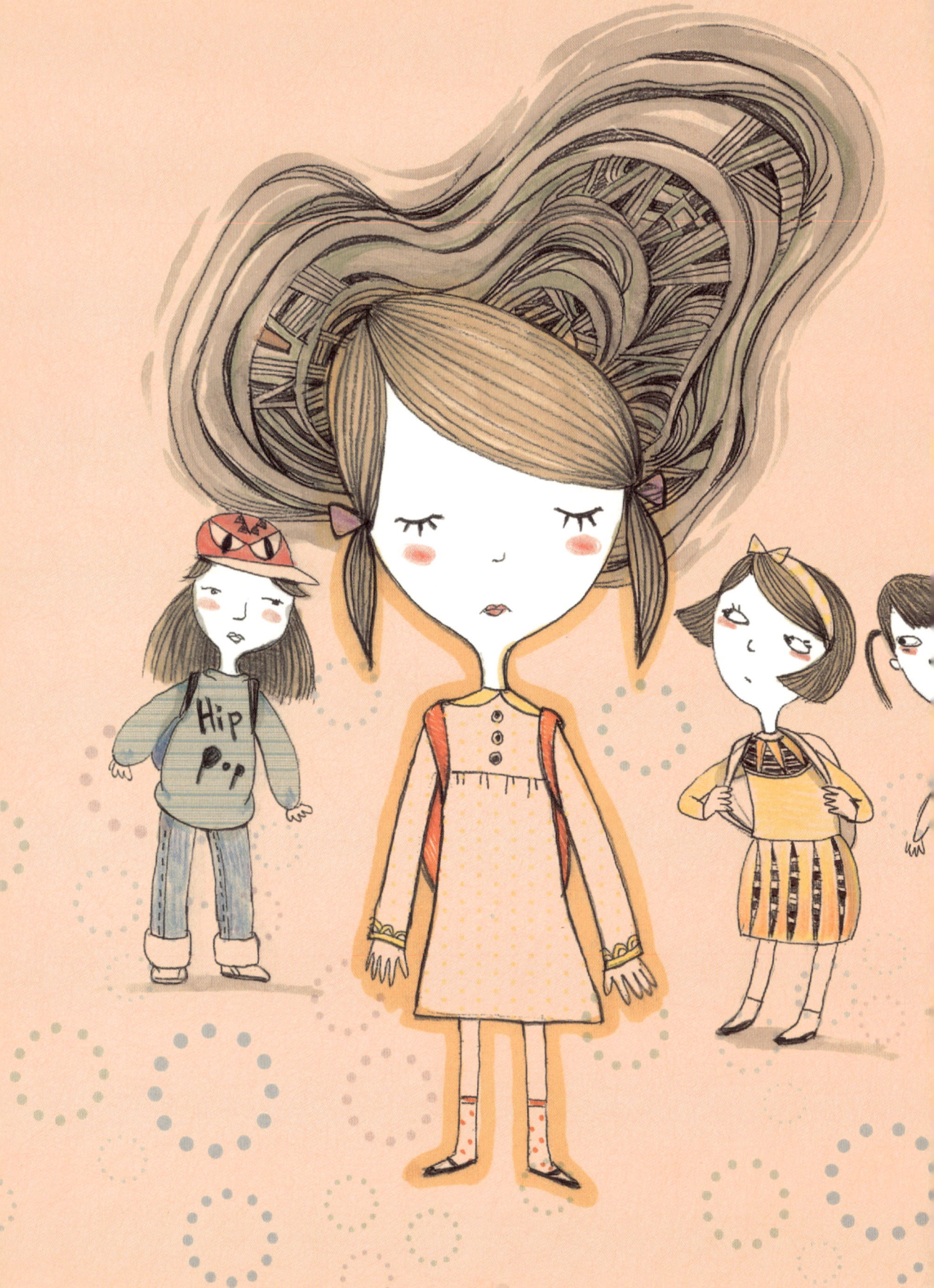

차례

01. 늑대 인간이 되는 줄 알았어! - 음모　　　　8
02. 체육 시간이 제일 싫어! - 유방　　　　16
03. 목에서 쇳소리가 나요 - 변성기　　　　28
04. 고래를 잡았다고? - 포경 수술　　　　38
05. 엄마가 준 어마어마한 선물 - 생리　　　　50
06. 남자와 여자는 똑같아 - 양성평등　　　　68
07. 동생아, 들리니? - 태교　　　　78
08. 아름다운 사랑 - 성관계　　　　86
09. 모든 생명은 소중해! - 낙태와 유산 그리고 피임　　　　96
10. 나에게 관심이 없니? - 이성 교제　　　　107
11. 자꾸 보고 싶어요 - 음란물　　　　118
12. 궁금이의 떳떳한 고자질 - 자위행위　　　　128
13. 친구끼리? - 동성애　　　　138
14. 나를 지켜요 - 성폭력 예방법　　　　148

01 음모
늑대 인간이 되는 줄 알았어!

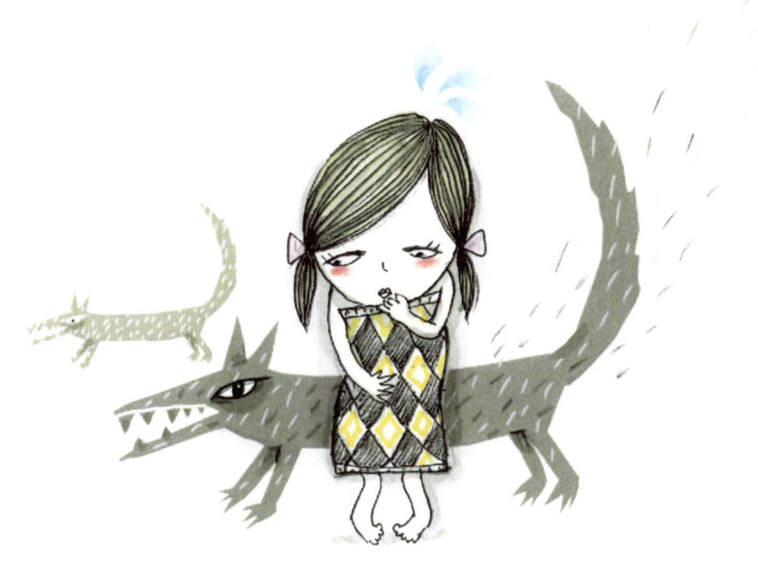

"아이, 눈부셔. 자는 데 왜 깨워."

"채린아, 엄마랑 찜질방 가자. 어제 대청소했더니 몸이 쑤셔 죽겠다."

'엄마가 눈치채면 안 되는데…….'

채린이는 요즘 들어 자기 몸이 전과 달라져서 마음이 편치 않았어요. 혹시라도 엄마한테 들키면 어쩌나 싶었지요.

그래도 엄마가 아파서 끙끙대며 누워 있는 것보단 나을 것 같아 결국 엄마를 따라나섰어요. 엄마가 아프면 온 집안이 우중충해지고 어둠의 기운이 감돌기 때문이지요.

찜질방에 들어선 채린이는 엄마에게 들키지 않도록 조심하며 옷을 벗었어요. 그러고는 재빨리 수건으로 몸을 가렸어요. 목욕탕에 들어가서도 엄마에게 등을 보인 채 살짝 돌아앉아서 씻기 시작했어요.

"때 안 밀고 뭐 하니?"

채린이는 놀란 눈으로 엄마를 쳐다봤어요. 엄마는 머리를 감았는지 서서 머리에 수건을 두르고 있었어요. 채린이는 서둘러 고개를 돌렸어요. 눈이 자꾸만 그곳에 머물렀기 때문이에요.

엄마는 고개를 갸웃하는가 싶더니 살며시 미소를 지었어요.

"우리 채린이 뭔가 비밀이 생긴 모양이구나. 가만 보자. 그게 뭔지 알겠는걸."

"헉, 엄마가 어떻게……."

"오호, 그래서 그렇게 유난을 떨었구나. 우리 채린이, 다 컸네. 원래 다 생기는 거야. 엄마도 처음에는 너처럼 창피했는데, 그게 생기는 이유가 다 있더라고."

"정말? 징그럽게 털이 자꾸 왜 생기는데?"

얼굴을 잔뜩 찌푸린 채린이는 한숨을 지었어요. 그리고 방긋 웃는 엄마의 얼굴을 원망스러운 듯 바라보았어요.

♀ 성장 일기

 채 린

어휴, 오늘 하루는 정말 마음이 조마조마했다. 언제부터인가 그곳에 털이 나기 시작했기 때문이다. 처음엔 내가 병에 걸린 줄 알았다. 갑자기 눈과 콧구멍, 입술만 빼고 온몸이 온통 검은 털로 뒤덮이는 병.

엄마 몰래 인터넷에서 정보를 검색해 보니, 그 병은 '암브라스 증후군'이라고 한다. 몇백 년간 전 세계에 50명 정도만 걸린 희소병이라는데, 내가 그 병에 걸린 건 아닐까 어찌나 걱정되던지. 한동안 나는 꿈속에서 늑대 인간이 되곤 했다.

엄마가 때 안 밀고 뭐 하느냐고 물었을 때 나는 털을 뽑아 버리려 애쓰고 있었다. 손톱이 짧은 탓에 아무리 잡아당겨도 뽑히지 않았다. 아마 그 사실을 엄마가 알면 배꼽을 잡고 웃었을 거다. 지금 생각해 보니 들키지 않은 게 참 다행이다.

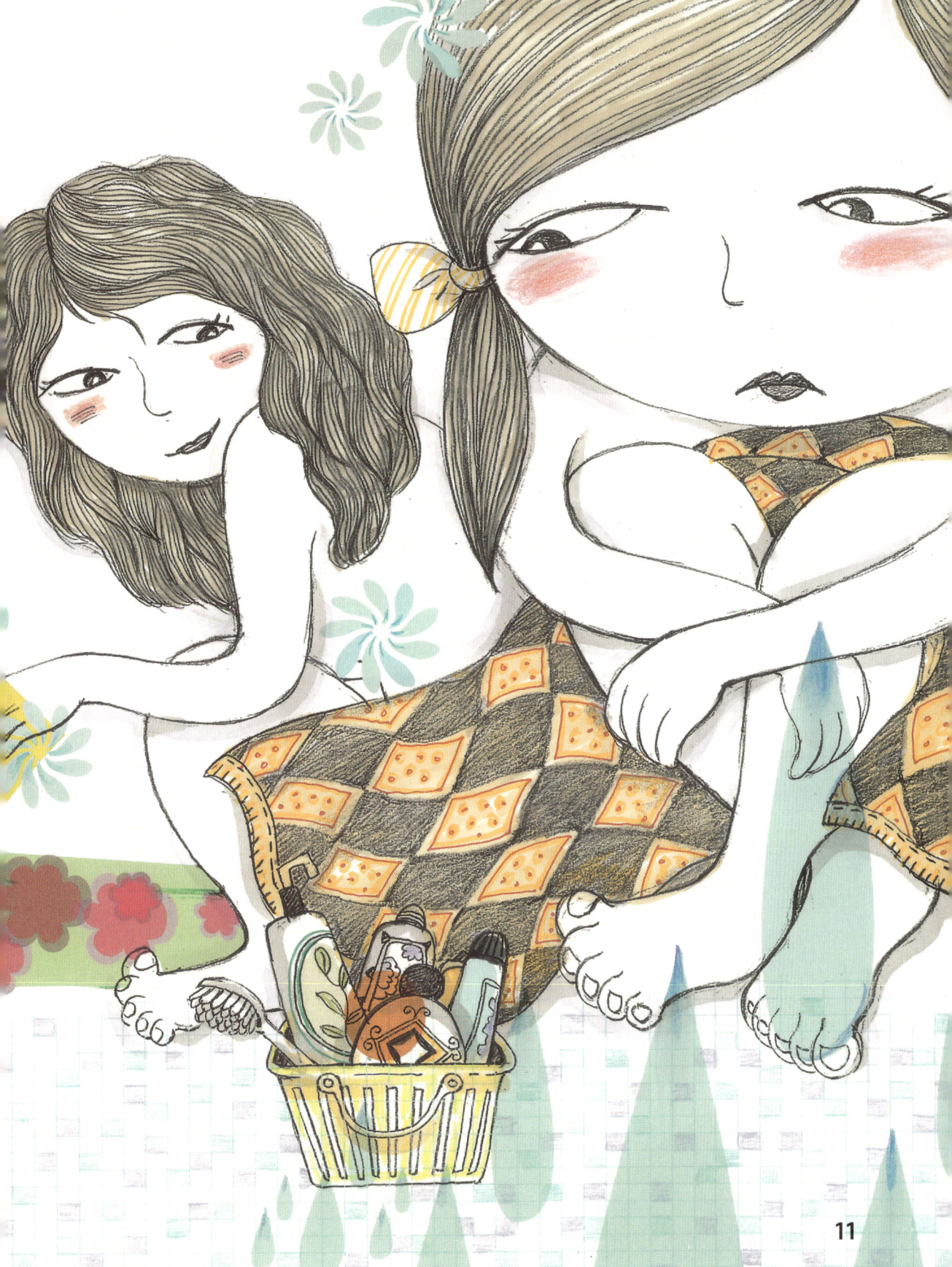

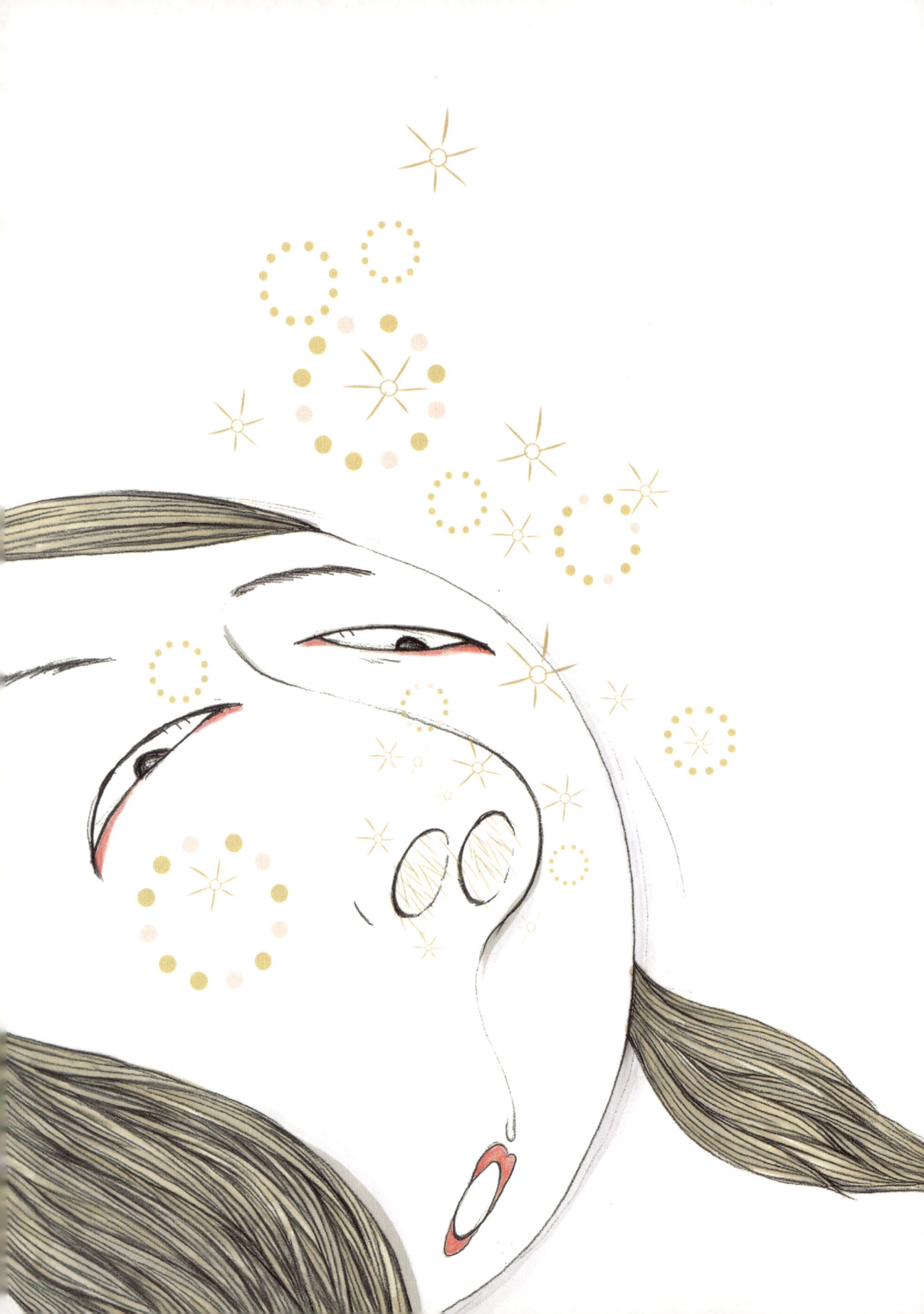

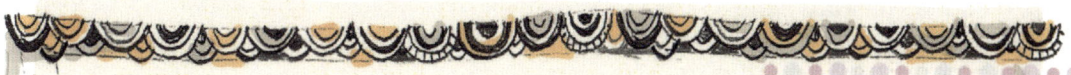 돋보기 장

음모란 무엇일까?

성기와 두 다리의 사이, 항문 주위에 나는 털을 '음모'라고 해요. 어릴 적에는 솜털로 있다가 사춘기가 되면 점차 굵고 길게 그리고 거칠게 자란답니다.

왜 음모가 생기는 걸까?

성기는 약하고 예민한 신체 기관 중 하나로, 이를 보호하기 위해 음모가 감싸고 있어요. 콧속 코털이 공기와 함께 빨아들인 먼지를 걸러내는 것처럼, 음모도 마찬가지 역할을 한답니다.

잔디밭이나 푹신한 이불 위에 넘어졌을 때를 생각해 봐요. 아마도 상처가 나지 않거나 시멘트 바닥, 거친 돌이 깔린 곳보다는 상처가 덜할 거예요. 이처럼 음모는 성기를 보호해요.

그리고 음모는 어른이 됐음을 알리는 중요한 증표 중 하나랍니다.

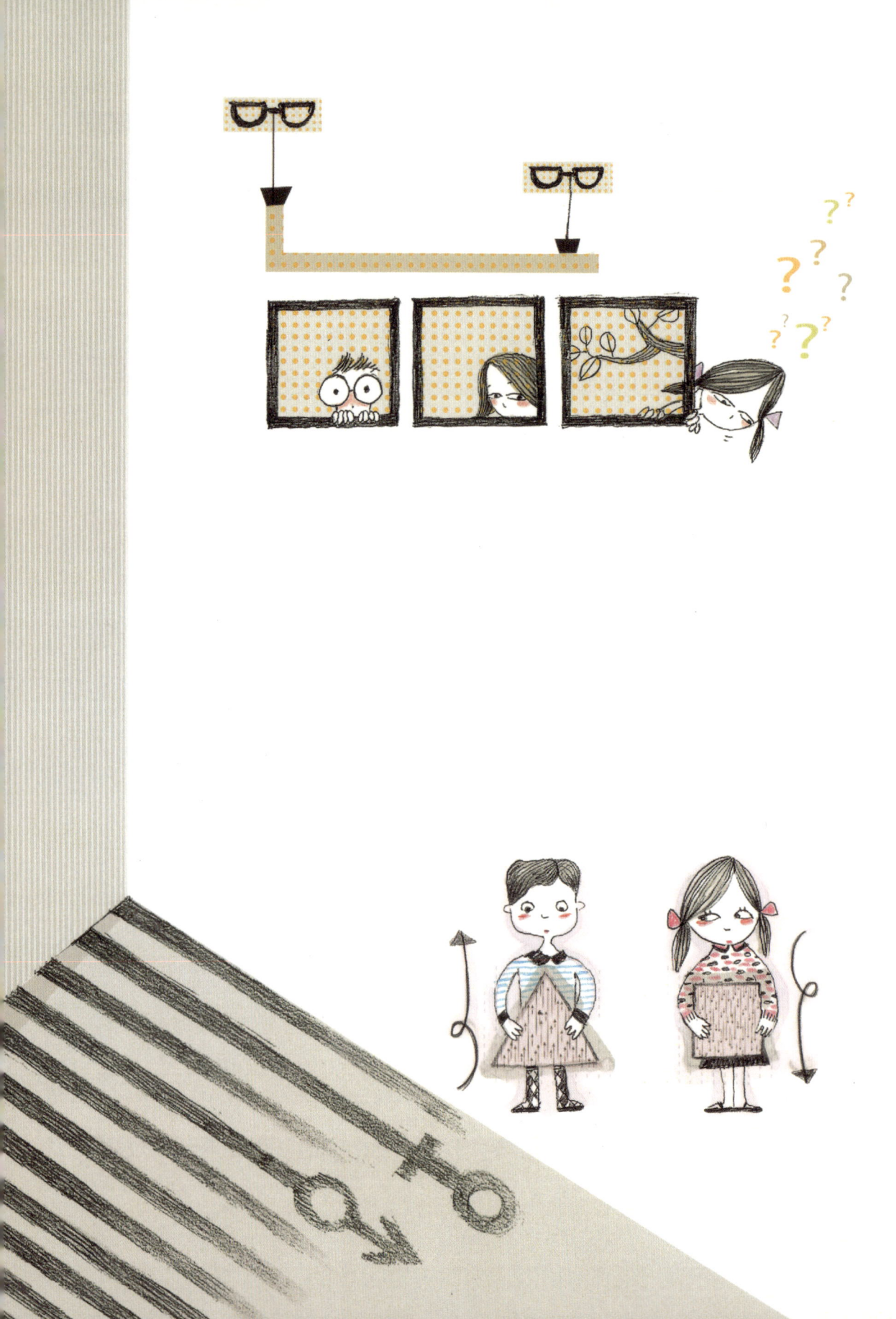

❓ 호기심 장

음모의 색깔은 사람마다 다를까?

음모의 색깔은 머리카락 색보다는 어둡고 눈썹 색과 비슷해요. 또 음모는 사람마다 굵기와 곱슬곱슬한 정도가 달라요.

남자와 여자는 음모도 다를까?

남자는 털끝이 배꼽 쪽으로 자라는데, 배꼽 쪽이 뾰족한 삼각형 모양이 돼요. 여자는 털이 가지런히 자라 직사각형 모양으로 나요. 이는 성기 모양 때문이 아니라 성호르몬의 일종인 안드로겐의 분비량이 다르기 때문이에요.

안드로겐은 음모 말고도 겨드랑이, 입술 위쪽, 구레나룻, 젖꼭지, 가슴 중간, 뺨 아래 목, 가슴 다른 부위나 수염, 팔다리와 어깨 등에도 털이 나게 해요.

02 유방
체육 시간이 제일 싫어!

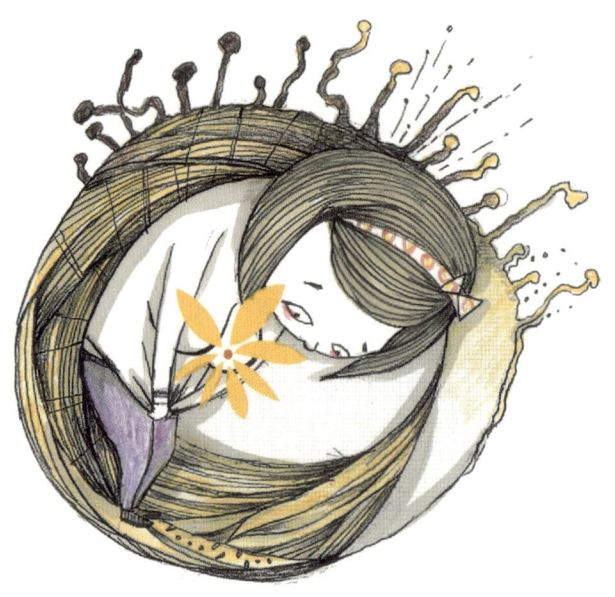

"너희 어서 출발점으로 가렴."

키가 커서 교실 맨 뒤에 앉는 윤찬이와 준형이는 선생님을 한 번 흘낏 보는가 싶더니 이맛살을 찌푸리며 전력을 다해 뛰어오고 있는 영주를 쳐다보았어요.

"킥킥, 쟤 좀 봐."

"오, 출렁출렁 출렁출렁."

앞서 100미터 달리기를 끝낸 채린이는 윤찬이와 준형이가 무슨 이야기를 하는가 싶어 살짝 뒤를 돌아봤어요.

채린이는 준형이의 손 동작을 보고 흠칫 놀랐어요. 준형이가 동글게 말아 쥔 손을 가슴 앞에 대고 위아래로 흔들고 있었기 때문이에요.

그때 영주가 체육복 앞부분을 손으로 잡아당기며 준형이와 윤찬이를 째려보면서 달려오고 있었어요.

달리기를 끝낸 영주는 불끈 주먹 쥔 손으로 눈물을 훔치며 채린이 곁으로 다가왔어요.

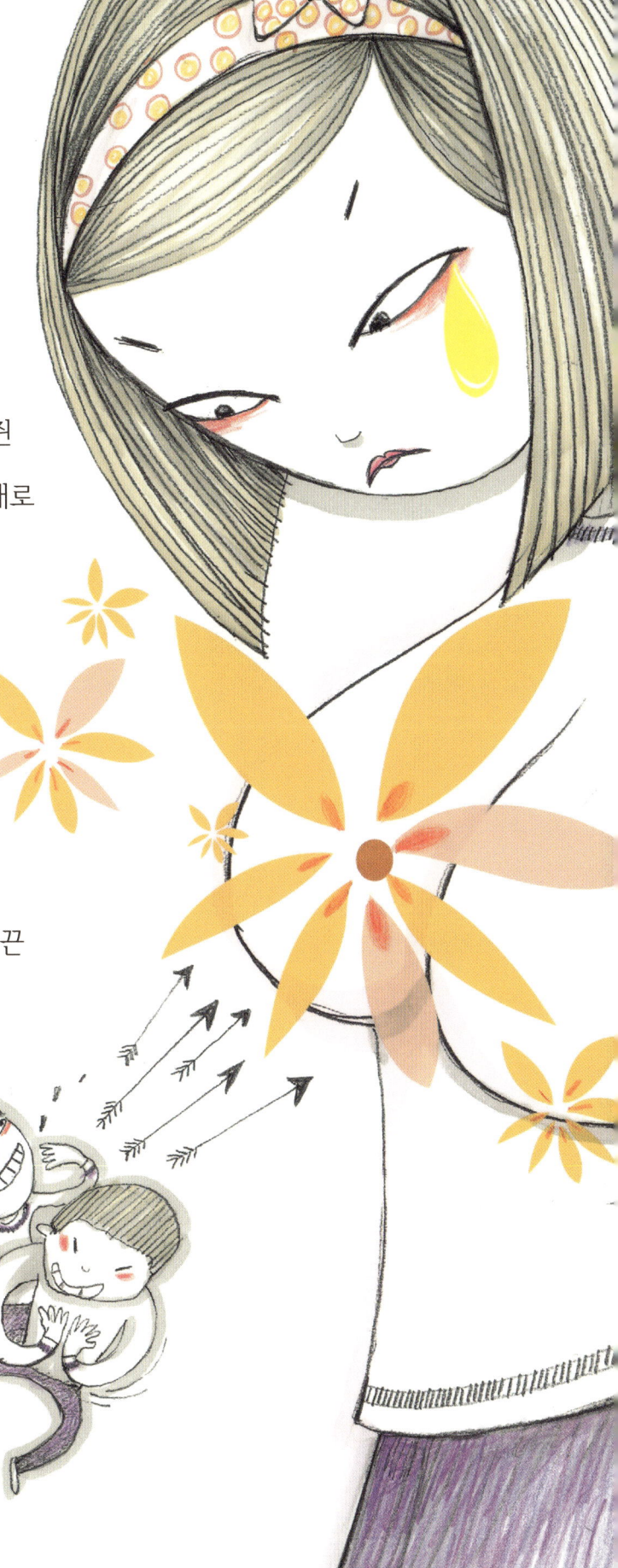

"브래지어를 했는데도 가슴이 볼록 나와서 너무 신경 쓰여."

"정말? 브래지어를 했어?"

"응. 안 그러면 가슴 끝이 뾰족하게 튀어나와. 엄마가 브래지어 하면 괜찮을 거라고 했는데……. 가만히 있으면 티가 잘 안 나는데, 달리기하면 가슴이 위아래로 출렁이잖아. 정말이지, 체육 시간이 제일 싫어."

채린이는 고개 숙여 자신의 가슴을 내려다보았어요. 영주만큼은 아니지만 봉긋하게 올라온 것 같았어요.

"휴, 나도 곧 해야겠지?"

영주는 채린이를 멀뚱멀뚱한 눈으로 바라보았어요.

"당연하지. 엄마가 여자는 모두 가슴이 볼록하게 생긴다고 했어."

휙휙. 그때 출발선에서 선생님이 호루라기를 부는 소리가 들렸어요.

영주는 뽀로통하니 입술을 내밀며 말했어요.

"어우, 또 뛰어야 해? 정말이지 체육 시간이 너무 싫다."

영주는 또다시 체육복 앞자락을 두 손으로 잡은 채 뛰기 시작했어요. 자기도 모르게 채린이도 체육복 앞자락을 쥐었어요. 그러고는 쫄래쫄래 영주의 뒤를 따랐어요.

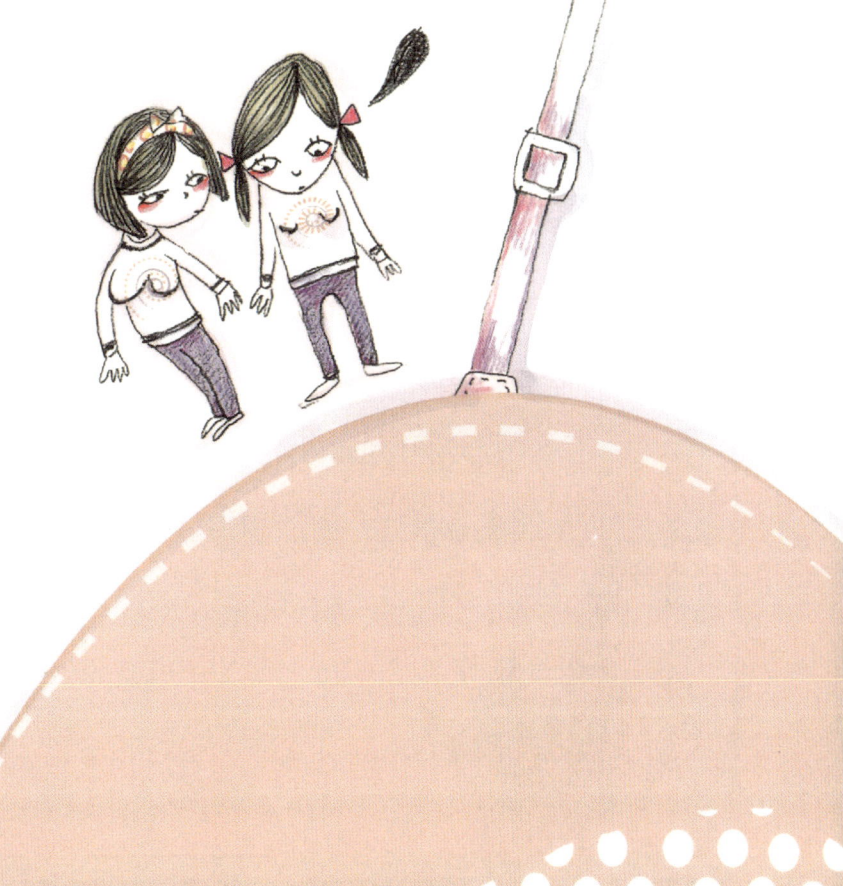

♀ 성장 일기  채린

내가 "엄마, 나도 브래지어 해야 해?" 하고 묻자, 엄마는 "그럼. 너도 가슴이 나오고 있잖니. 그러고 보니 우리 채린이 브래지어 사 줘야겠구나." 하며 좋아했다.

나는 고개를 절레절레 저으며 괜찮다고 했지만, 엄마는 신이 나서 브래지어의 모양과 크기, 색깔에 대해 계속해서 이야기했다.

내가 기분이 좋지 않다며 툴툴대니 엄마는 눈을 살짝 흘기면서 말했다.

"너는 기억나지 않겠지만, 넌 태어나자마자 이 엄마의 젖을 먹었어. 아기는 엄마 젖을 먹어야 건강하다는 건 알고 있지?"

맞다. 나는 엄마 젖을 먹고 자랐다. 텔레비전 뉴스에서도 아기는 '모유'를 먹어야 건강하게 잘 자란다고 했다.

모유에는 유아기에 필요한 영양분이 들어 있는데, 특히 엄마의 첫젖에는 단백질, 무기질, 비타민, 칼슘 등이 듬뿍 들어 있다고 한다. 모유를 먹는 아기는 젖을 먹는 동안 면역력도 계속 높일 수 있다고 한다.

흠, 그럼 엄마의 젖 덕분에 내가 이렇게 튼튼한 걸까.

그런데 엄마가 덧붙인 이야기 때문에 난 정말이지 어디 쥐구멍에라도 숨고 싶었다.

"네 아빠가 엄마의 어디에 반했게? 바로 이 가슴이야. 여자의 가슴은 이성에게 매력적으로 보이게 해. 봉긋 솟은 가슴을 부끄러워하지 않아도 돼. 가슴이 있기에 더욱 여성스럽고 아름답게 보이는 거라고. 흠, 성감대라는 말은 아니?"

아, 엄마는 지나치게 친절해서 탈이다. 얼굴이 어찌나 붉어지던지 더는 엄마의 이야기를 듣고 있을 수가 없었다.

그나저나 성감대란 뭘까? 그게 가슴과 무슨 상관이지? 좀 더 참고 엄마의 이야기를 들어볼 걸 그랬나 보다.

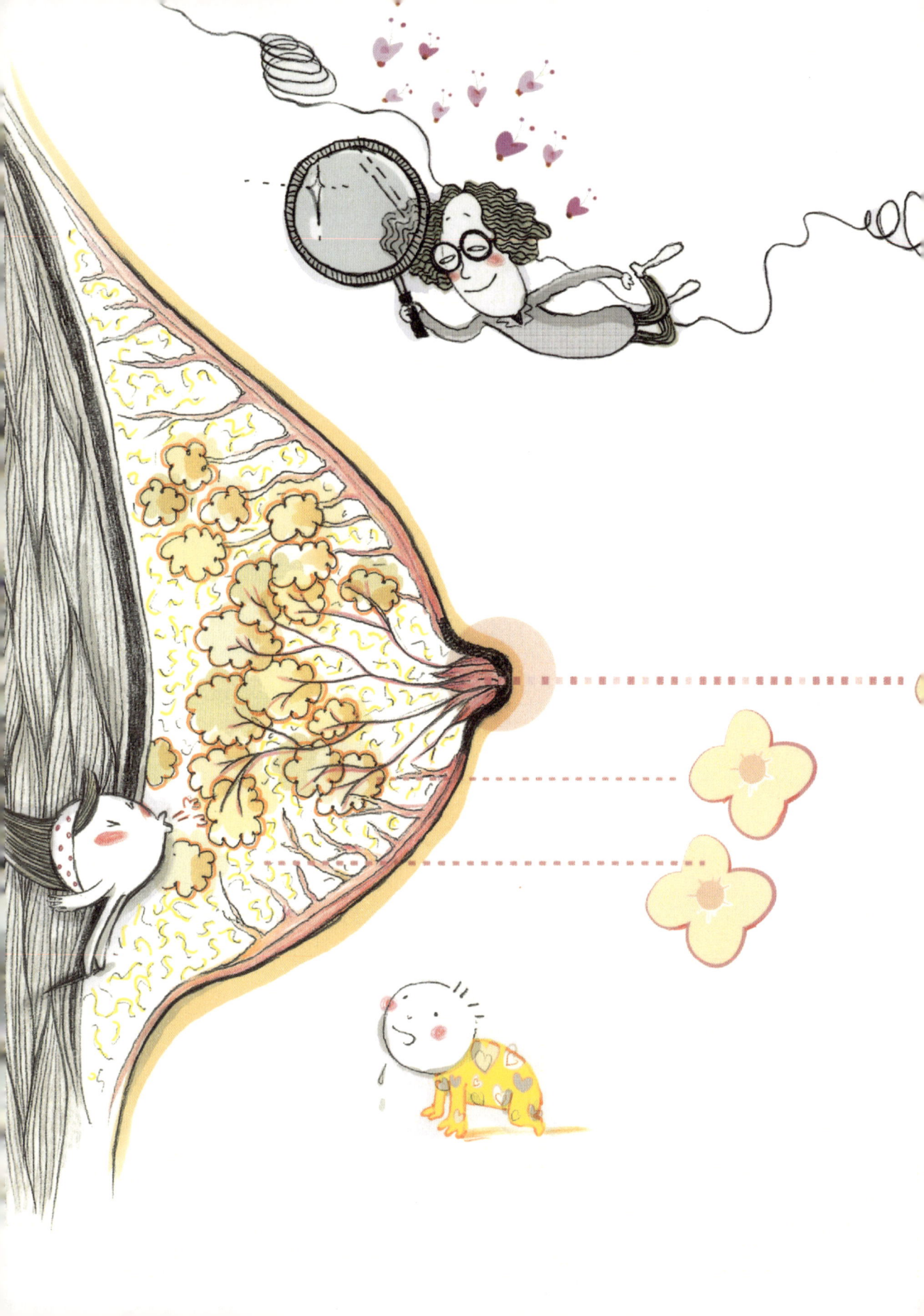

🔍 돋보기 장

가슴은 왜 커지는 걸까?

여성의 유방은 사춘기가 되면 여성 호르몬인 에스트로겐이 작용해 피부밑 지방을 부풀게 하여 크고 둥글게 돼요. 유방은 90%가 지방 조직이고, 나머지 10%는 모유를 만들어내는 유선(젖샘)으로 되어 있어요.

모유는 유관을 통해 젖꼭지인 유두로 나와요. 유방이 커지기 시작하면 유륜(젖꽃판)과 유두가 볼록하게 솟다가 점차 유두의 색이 짙어져요. 짧게는 2년, 보통은 4~5년에 걸쳐 발달해요.

가슴이 커지면 누구나 모유를 만들어내는 걸까?

모유는 아이를 낳고 일정 기간에만 나와요. 임신하면 뇌하수체에서 젖분비 호르몬이 분비되는데, 가슴이 커지면서 유륜이 검게 변해요. 배 속에 아기가 있을 때는 태반에서 모유가 나오지 못하게 하는 호르몬도 분비되므로 젖이 나오지 않아요. 아기를 낳고 태반이 없어지면 그때부터 젖이 나오기 시작해요.

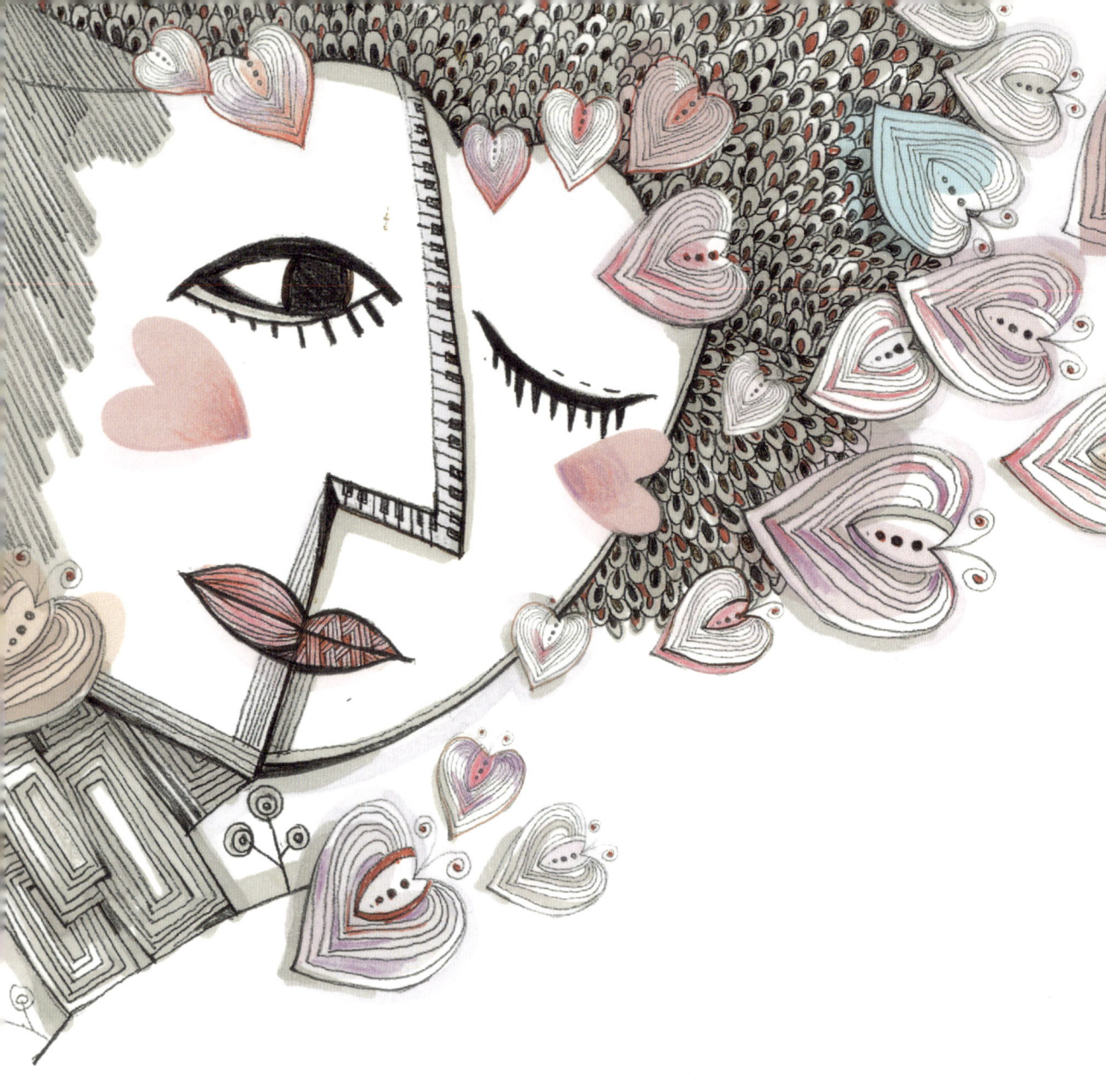

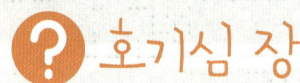 호기심 장

가슴이 크면 젖이 많이 나올까?

유방이 크다고 젖이 잘 나오는 것도 많이 나오는 것도 아니에요. 유방이 커도 젖이 잘 나오지 않는 사람도 있답니다.

가슴은 만지면 만질수록 커진다?

"가슴은 만질수록 커진다."는 말을 들어 본 적이 있나요? 이는 잘못된 상식이에요. 가슴을 만지면 호르몬 분비에 영향을 받아 조금 커지기는 하지만, 이는 일시적 현상으로 시간이 지나면 다시 원래대로 돌아온답니다.

성감대란 무엇이며, 가슴과는 무슨 상관이 있을까?

성감대란 보통 간지럼을 느끼는 신체 부위인 겨드랑이, 손바닥, 발바닥, 귓바퀴나 가슴, 입술, 성기 주변, 항문, 무릎 등을 말해요.

외부 자극에 의해 성적 쾌감을 느끼는 부위로, 사랑하는 사람과 사랑을 나눌 때 기분을 더욱 좋게 해 준답니다.

성감대가 발달하지 않은 사람들은 이 문제로 고통을 받기도 해요.

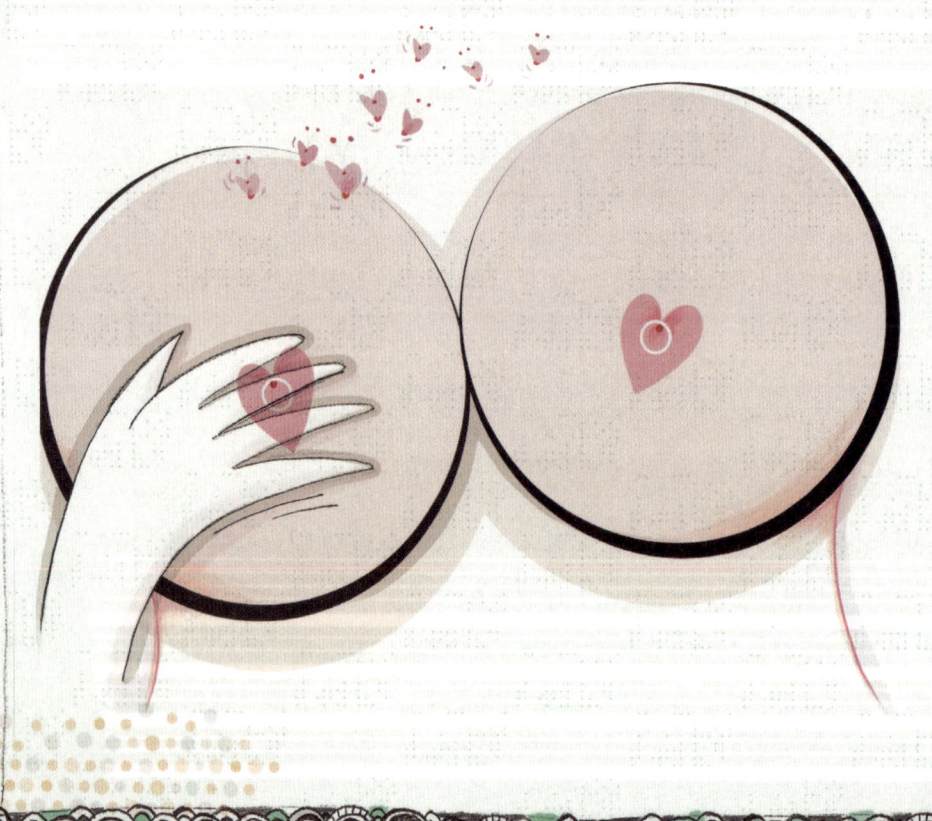

브래지어는 왜 하는 것일까?

브래지어는 여성의 가슴을 감싸는 속옷이에요. 가슴의 모양을 바로잡아 주고, 가슴이 처지지 않도록 받쳐 주지요.

브래지어는 그리스·로마 시대에 긴 천이나 가죽 밴드를 사용하던 것에서 비롯돼요. 이후에는 코르셋을 입어 허리와 배를 바짝 조여 엉덩이와 가슴을 최대한 도드라지게 해서 여성적 매력을 돋보이게 했어요.

오늘날의 브래지어는 1913년 메리 펠프스 제이콥스와 그녀의 하녀들에 의해 탄생했어요. 메리는 어느 날 파티에서 실크 드레스를 입으려 했어요. 하지만 속이 훤히 다 비쳤지요.

드레스를 꼭 입고 싶었던 메리는 흰 손수건, 분홍색 리본, 얇은 줄로 젖가슴을 가리는 속옷을 만들어냈어요. 그날 파티에 온 여자들은 실크 드레스와 속옷에 많은 관심을 보였답니다.

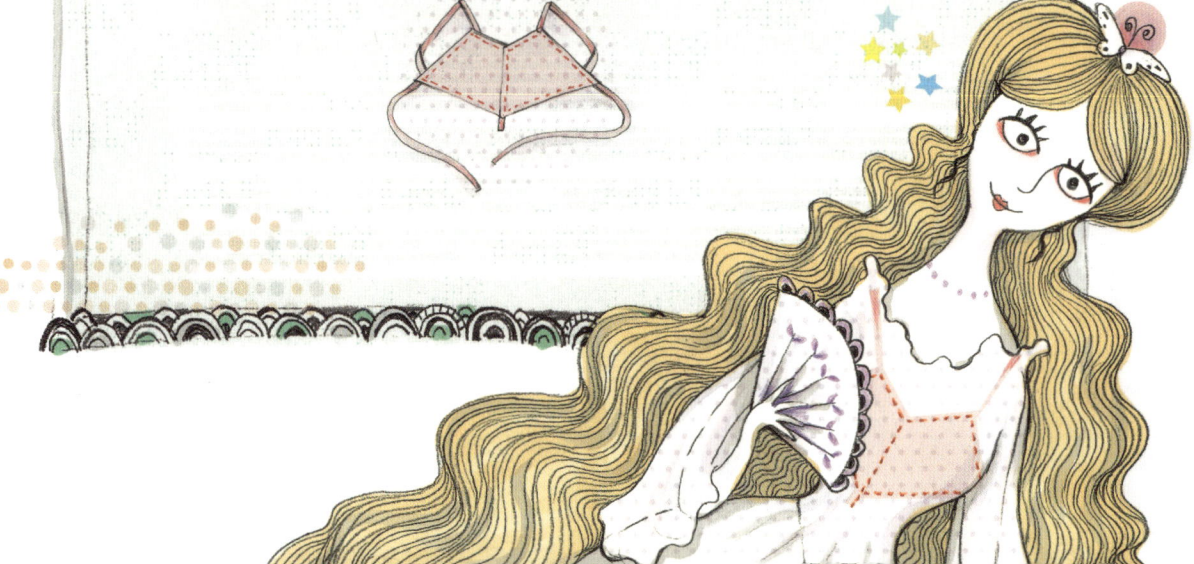

03 　변성기
목에서 쇳소리가 나요

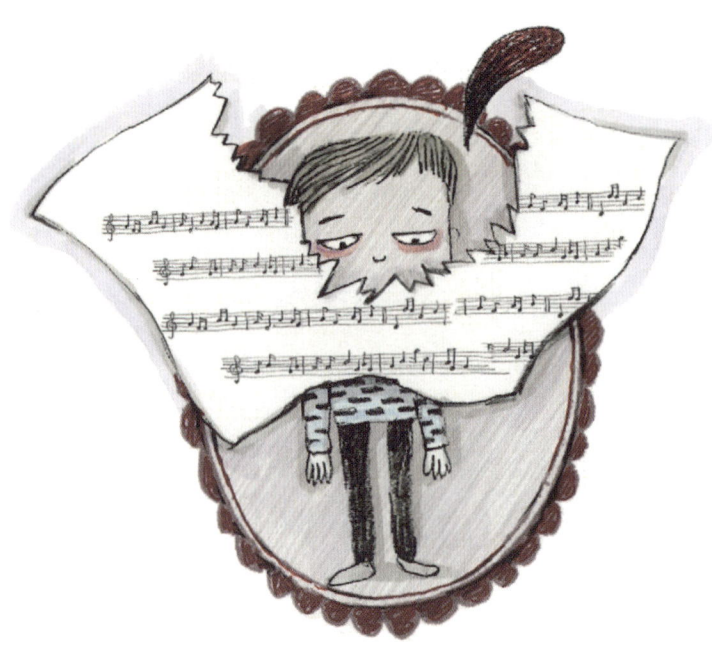

"여럿이 노래를 부를 때는 다른 사람과 목소리가 어우러져야 해. 다시 해 보자. 하나, 둘, 셋"

"숲 속의 매미가 노래를 하면, 파-란"

아이들은 노래를 부르다 말고 시선을 한곳으로 모았어요. 철규의 얼굴이 붉게 달아올랐어요.

아이들은 짝꿍을 바라보며 킥킥거리는가 하면, 앞뒤로 앉은 친구들과 함께 속닥거렸어요.

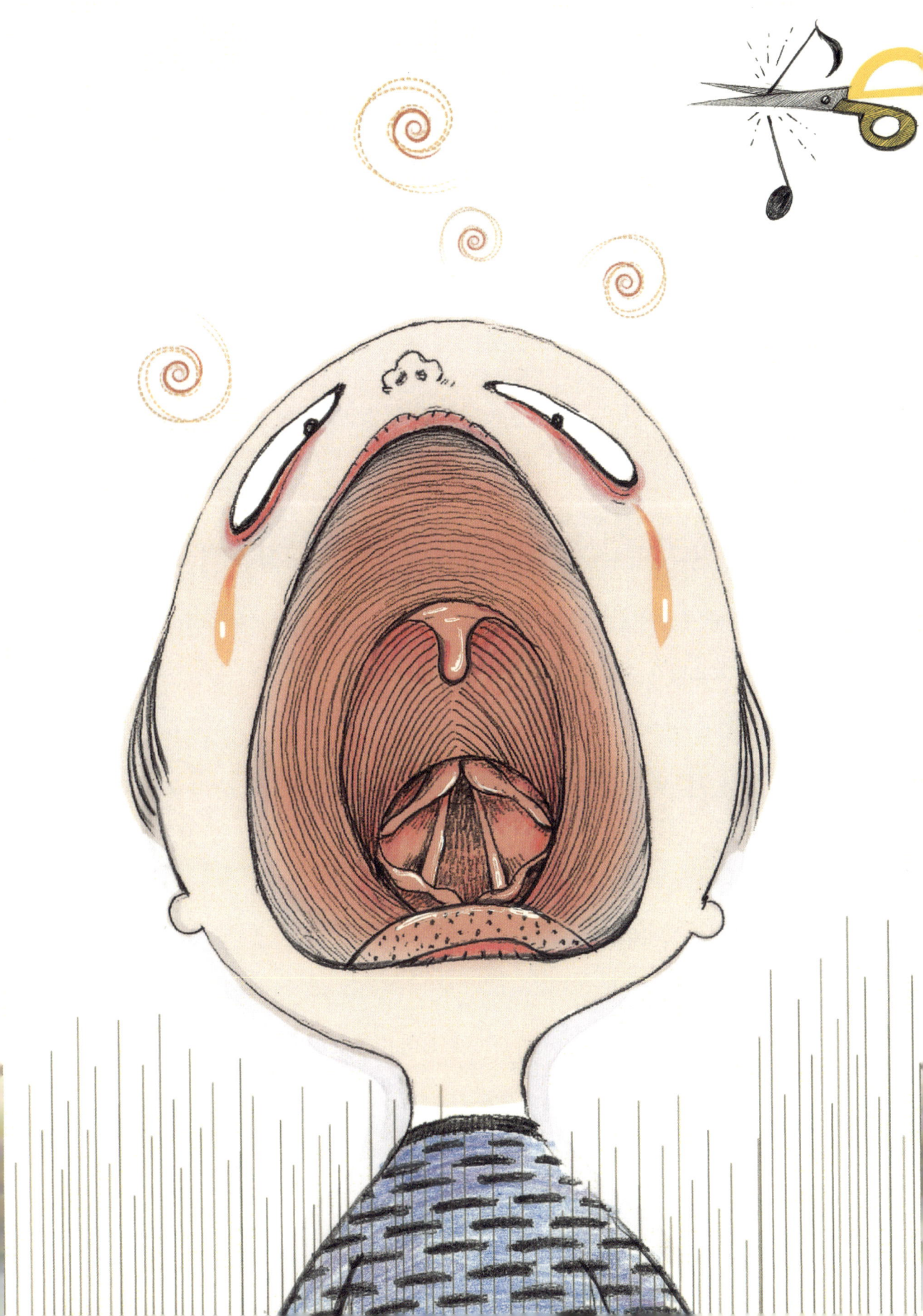

"철규 목에 혹 같은 게 생겼잖아. 그래서 목소리가 이상하게 변했나 봐."

"혹시 아픈 거 아닐까?"

"아니야, 어제도 나랑 운동장에서 축구 시합했어. 펄펄 날아다니던데."

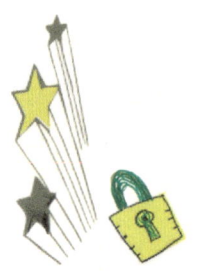

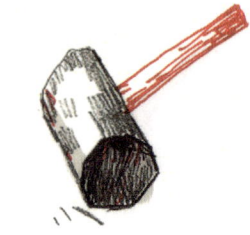

선생님은 자리에서 일어나더니 칠판에다 '변성기'라고 크게 썼어요. 누군가 큰 목소리로 물었어요.

"선생님, 변성기가 뭐예요?"

"다들 알다시피 오늘 합창할 때 철규의 목소리가 유독 도드라졌어. 그건 철규가 변성기를 겪고 있기 때문이야. 변성기란 성대에 변화가 일어나 목소리가 변하는 거란다."

이번에는 뒤쪽에서 누군가 물었어요.

"왜 그러는 건데요?"

만날 장난치기 좋아하는 윤찬이었어요. 윤찬이는 철규만큼은 아니었지만, 마찬가지로 목소리가 조금 변해 있었어요.

"사춘기가 시작됐기 때문이야. 어떤 친구들은 전과 다를 바 없지만, 몇몇 친구들은 몸에 조금씩 변화가 일어나고 있을 거야. 변성기도 사춘기 변화 중 하나란다. 특히 남자들에게 두드러지지."

아이들은 하나같이 철규를 쳐다봤어요. 그러자 선생님은 칠판을 손등으로 치면서 말했어요.

"머지않아 곳곳에서 쇳소리가 나겠구나. 가끔은 귀를 막고 싶겠지만, 음악 시간만큼은 그 소리까지 즐기렴. 그리고 철규야?"

"네, 선생님."

철규의 목에서는 여전히 쇳소리가 났어요. 교실 안은 한바탕 웃음소리가 가득했어요.

"너무 부끄러워할 것 없어. 곧 멋진 목소리를 갖게 될 거야."

"정말요, 선생님? 이 쇳소리가 사라진다고요?"

"물론이지. 단, 아무 때고 큰 소리로 떠들지 않는다면 말이야."

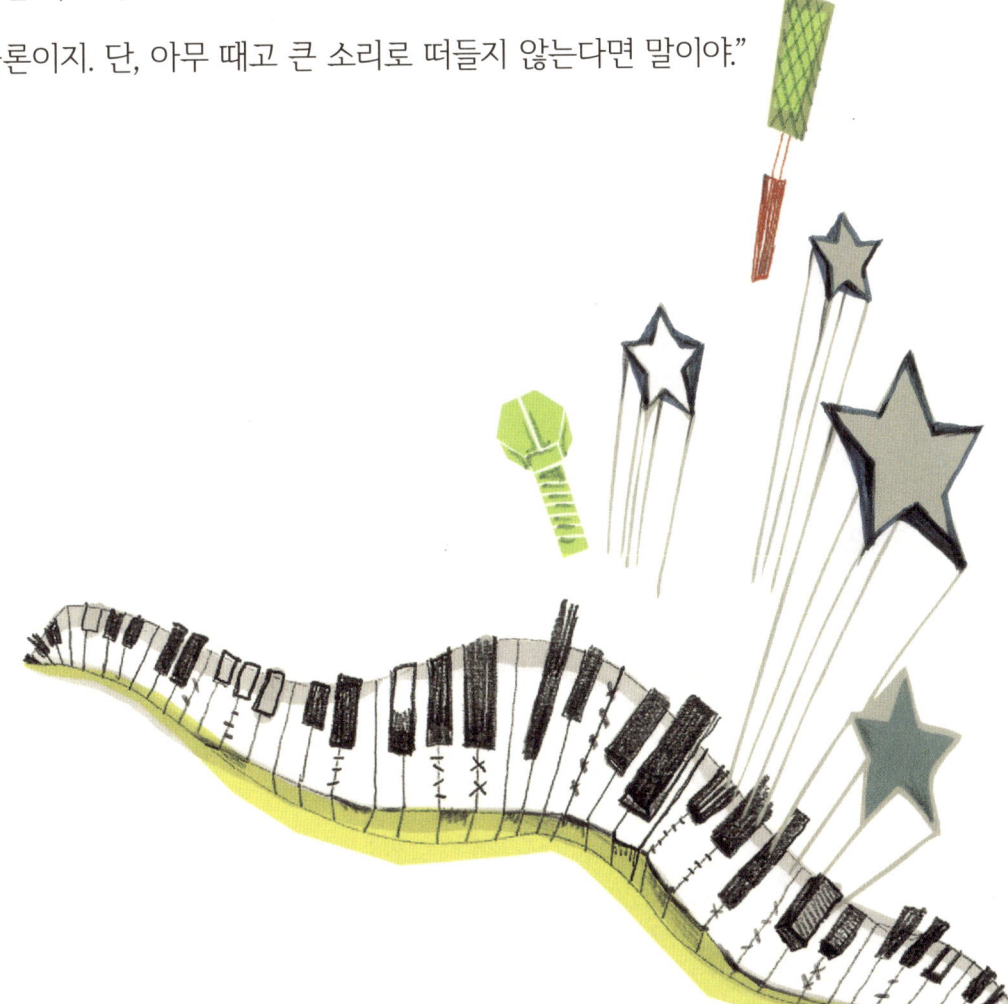

♀ 성장 일기

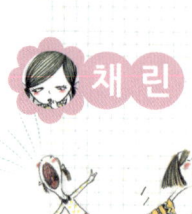 채린

변성기는 여자한테도 온다고 했다. 엄마에게 내 목소리가 변한 것 같지 않느냐고 물으니 엄마는 깜짝 놀라 내게 되물었다.

"사춘기가 되면 변성기가 오는데, 남자만 변하는 거 아니야?"

엄마도 모르는 게 있었다. 결국 나는 컴퓨터 앞에 앉았다. 검색창에 '변성기'를 입력하니 엄청난 자료들이 쏟아져 나왔다.

그중에서 하나를 클릭해 보니 "목감기에 걸렸을 때처럼 거칠고 쉰 목소리가 나오고, 목소리의 음높이가 눈에 띄게 낮아집니다. 노래방에서 노래를 부를 때 평소에 잘 올라가던 고음이 예전처럼 불리지 않고, 남자아이의 경우 여성의 목소리를 흉내 내기가 어려워집니다."라고 쓰여 있었다.

나는 헛기침을 해 보았다. 노래도 불러 보았다. 목소리가 달라진 것 같지는 않았다.

그때 영주에게서 문자 메시지가 왔다.

"우리 노래방 가자."

혹시나 하는 생각에 대답 대신 물어보았다.

"변성기 때문에?"

"헉, 어떻게 알았어? 인터넷을 보니까 변성기가 되면 고음이 올라가지 않는다잖아. 아무래도 확인해 봐야 할 것 같아. 집에서 고래고래 큰 소리로 노래 불렀다가는 우리 오빠가 엄청 놀려댈 거야."

영주 오빠는 평소 영주를 엄청나게 괴롭힌다. 영주가 노래를 부르면 시끄럽다며 양동이를 영주의 머리에 씌우고 두들겨 댈 것이다.

갑자기 엄마에게 감사의 말을 전하고 싶다.

'딸이 변성기가 왔는지 몰라도 상관없어요. 남자아이들처럼 티가 나는 것도 아닌걸요. 말썽꾸러기 오빠를 낳아 주지 않은 것만으로도 충분히 감사하고 사랑해요.'

♂ 성대의 구조

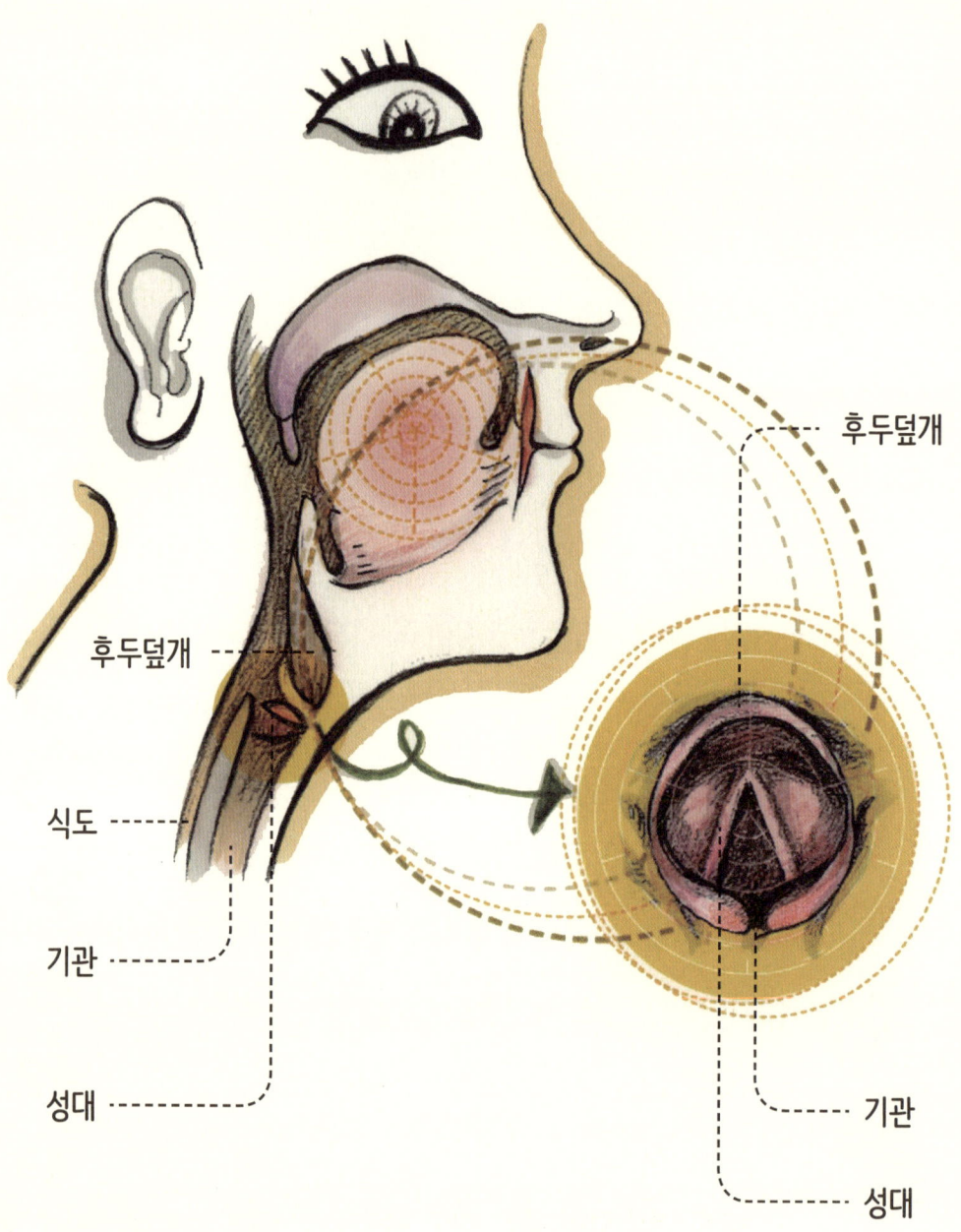

후두덮개

후두덮개

식도

기관

성대

기관

성대

🔍 돋보기 장

사춘기가 되면 왜 목소리가 변할까?

몸이 성장함에 따라 성대도 커지고 길어져요. 성대는 소리를 내는 기관으로, 후두(공기가 폐로 들어가는 통로)를 앞뒤로 가로지르는 두 개의 부드럽고 끈끈한 막이 주름져서 V자 모양으로 이루어져 있어요. 폐에서 나오는 공기가 성대를 진동시켜 목소리를 내지요. 성대가 작으면 고음을 내기가 쉽고, 반대로 성대가 크면 저음을 내기가 쉽답니다. 따라서 변성기가 되면 목소리 톤이 낮아지고 고음을 내기가 힘들어져요.

변성기는 얼마나 지속될까?

남자는 13세, 여자는 12세 정도가 되면 변성기가 시작돼요. 대개 목소리가 떨린다, 목소리가 잠긴다, 쉰 목소리가 난다, 목소리가 이따금 잘 안 나온다, 고음을 내기가 힘들다, 목소리가 거칠어졌다 같은 증상이 나타나 3개월에서 1년 정도 거치면서 어른과 같은 목소리를 갖게 되지요.

남자는 8도, 여자는 3도 정도 낮아진답니다. 특히 남자는 목 한가운데에 있는 울대뼈가 볼록 튀어나와 말할 때마다 위아래로 움직이는데, 이로써 변성기 중이거나 변성기가 끝났음을 알 수 있어요.

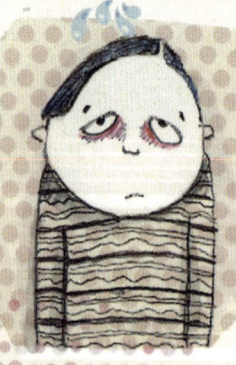

쉰 목소리가 나.

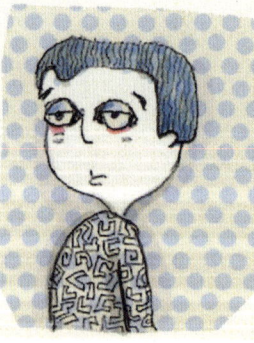

난 목소리가 잘 안 나와.

변성기를 잘 보내려면?

변성기 때 목 관리를 소홀히 하면 목소리가 달라질 수 있고, 목 기능에 이상이 생길 수 있어요. 이 시기에는 고함치는 것처럼 성대에 무리를 주는 행동을 삼가고, 노래 부를 때나 말할 때도 주의해야 해요.

어른처럼 담배를 피우거나 술을 마시지는 않겠지만, 절대 해서는 안 돼요. 커피나 콜라같이 카페인이 든 음료는 목을 자극하여 좋지 않은 영향을 끼칠 수 있으므로 되도록 마시지 않고, 대신 따뜻한 물로 목을 촉촉하게 해 주면 좋아요.

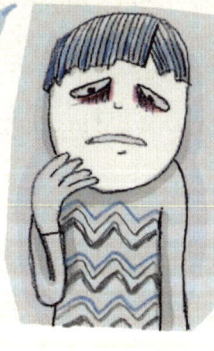
고음을 낼 수 없어.

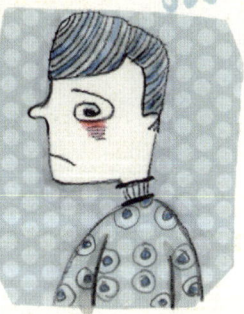
목소리가 거칠어졌어.

04 포경 수술
고래를 잡았다고?

"수업은 여기서 끝. 참, 영수는 아프니까 심하게 장난치지 않도록 해요."

1교시가 끝나고 선생님이 교실을 나가자, 남자아이들이 영수 주위로 몰려들었어요.

"어디 아프냐?"

"너 걷는 게 어색하던데 다리 다쳤어?"

그때 교실 뒤쪽에서 장난을 치고 있던 철규가 큰 소리로 외쳤어요.

"아픈 거 아니거든. 나는 그게 뭔지 알지롱."

영수는 황급히 철규를 바라보며 이맛살을 찌푸렸어요. 준형이도 혓바닥을 날름거리며 영수를 놀려댔어요.

"나도 알지. 우리 형도 했거든."

반에서 키가 제일 작은 지하가 물었어요.

"영수야, 그거 정말 아프다던데. 얼마나 아픈 거야? 나는 태어나자마자 해서 얼마나 아픈지 몰라."

"쳇."

영수는 자리에서 일어나 원망스러운 얼굴로 주위 친구들을 둘러보다가 복도 쪽으로 발걸음을 옮겼어요.

"야, 어디가?"

"화장실 간다, 왜!"

그때였어요. 옆 반 친구인 민호가 교실 뒷문으로 들어오더니 영수에게 권투 경기를 하듯이 가볍게 주먹을 날렸어요. 물론 반가움의 표시였지요.

영수는 민호의 장난을 받아 줄 기분이 아니었어요. 아무 말 없이 민호의 손장난을 몇 번 피하는가 싶더니 뒷문을 나가다가 문턱에 발이 걸려 넘어질 뻔했어요.

"윽."

영수는 외마디 비명을 질렀어요. 그러고는 그 자리에 주저앉아 꼼짝도 하지 않았어요.

철규와 준형, 지하가 영수에게 달려갔어요. 영수가 오늘따라 장난도 안 받아 주고 아프다고 주저앉은 모습에 무안해진 민호는 뒷머리를 긁적였어요.

그때 누군가가 말했어요.

"영수 포경 수술했잖아. 넘어졌으면 수술한 거 터졌을 거야."

민호가 깜짝 놀라 물었어요.

"수술? 무슨 심각한 병에라도 걸린 거야? 어디가 아픈데?"

그러자 준형이가 한쪽 팔로 민호의 어깨를 두르며 말했어요.

"여기 여자애들이 다 보고 있잖아. 어떻게 말해. 그냥 비밀이야."

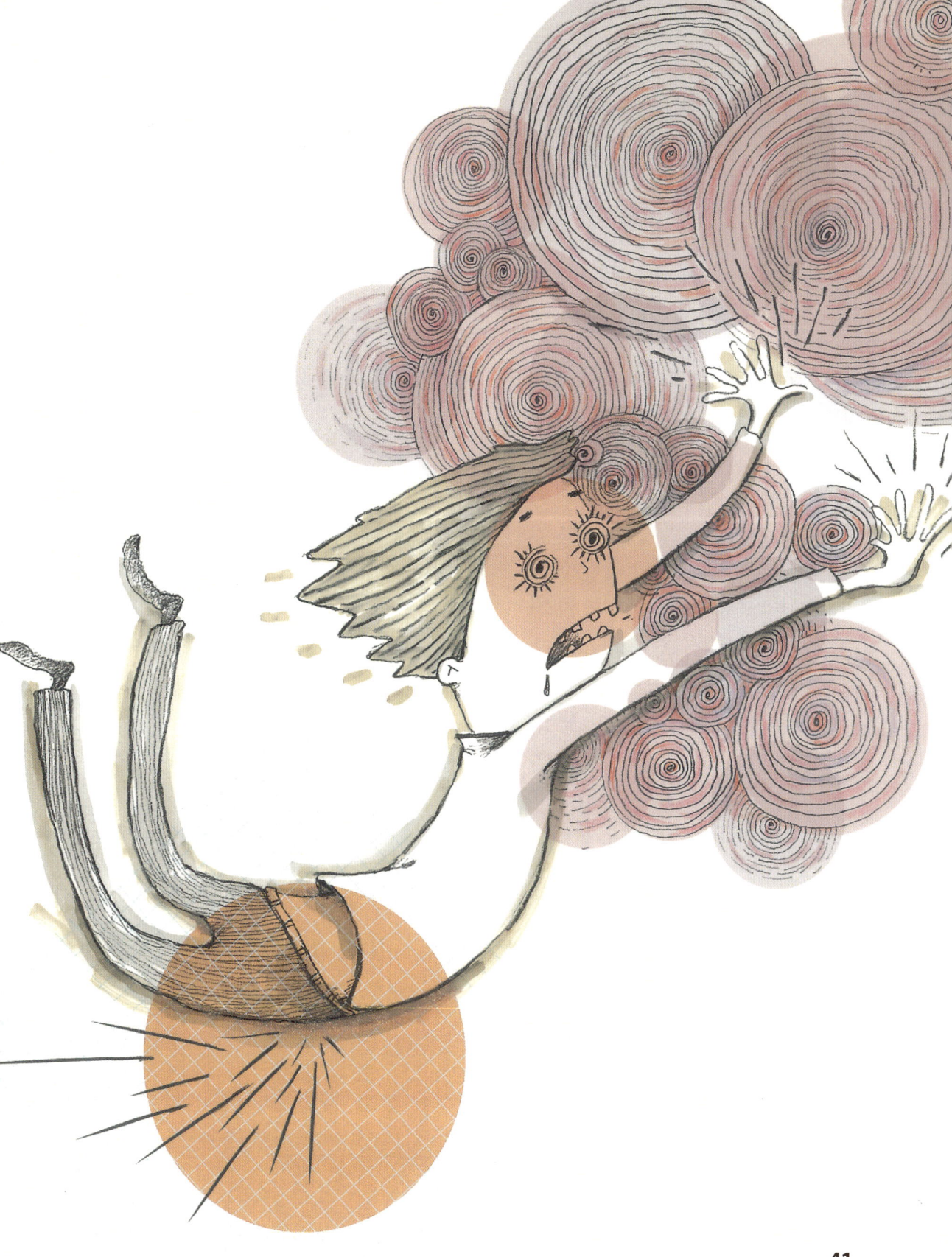

성장 일기

아빠 엄마가 병원에 가자고 했을 때 조금만 더 떼쓰며 안 한다고 버틸걸, 병원 입구에서 도망이라도 쳤어야 했는데…….

오늘 하마터면 민호의 장난에 넘어져 수술한 고추가 터질 뻔했다. 그러면 또다시 수술해야 한단다.

금방이라도 울 것 같던 민호의 얼굴이 자꾸만 생각난다. 저녁을 먹을 때는 웃음이 터져 나오는 바람에 밥풀이 사방으로 튀었다.

엄마는 포경 수술하면 너처럼 되는 거냐며 눈을 흘겼다. 그러고는 내 속을 헤집는 이야기를 했다.

"오늘 찜질방 갔다가 채린이 엄마를 만나 네 포경 수술에 관해 이야기했는데, 수술 괜히 시킨 건가 싶어. 위생적이지 못했던 시절에나 포경 수술을 해 주는 게 좋았다네. 외국에서는 포경 수술을 하는 경우가 많지 않고, 요새는 우리나라에서도 그렇다던걸."

맙소사! 엄마의 이야기에 밥이 코로 들어가는지, 입으로 들어가는지 알 수 없었다. 이제는 내 마음도 내 것 같지 않다.

내가 포경 수술한 것은 이미 다 소문이 나긴 했지만, 아주머니가 채린이에게 뭐라고 말할지……. 내일 채린이 얼굴을 어찌 보나.

> 포경 수술 했다는데, 얼마나 아플까?

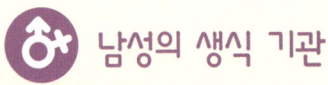 **남성의 생식 기관**

고환(정소) : 정자를 만들고 남성 호르몬인 테스토스테론을 분비해요.

정관 : 정자를 정낭으로 내보내는 가늘고 긴 관이에요.

정낭 : 정관의 끝에 위치하며 정액을 생산해요.

음낭 : 고환, 정자를 보관하는 부고환 등을 감싸고 있어요.

전립샘 : 요도 일부를 둘러싸고 있으며, 정자의 운동을 활발하게 하는 액체를 분비해요.

음경 : 남자의 바깥 생식 기관으로 소변과 정액을 몸 밖으로 내보내요.

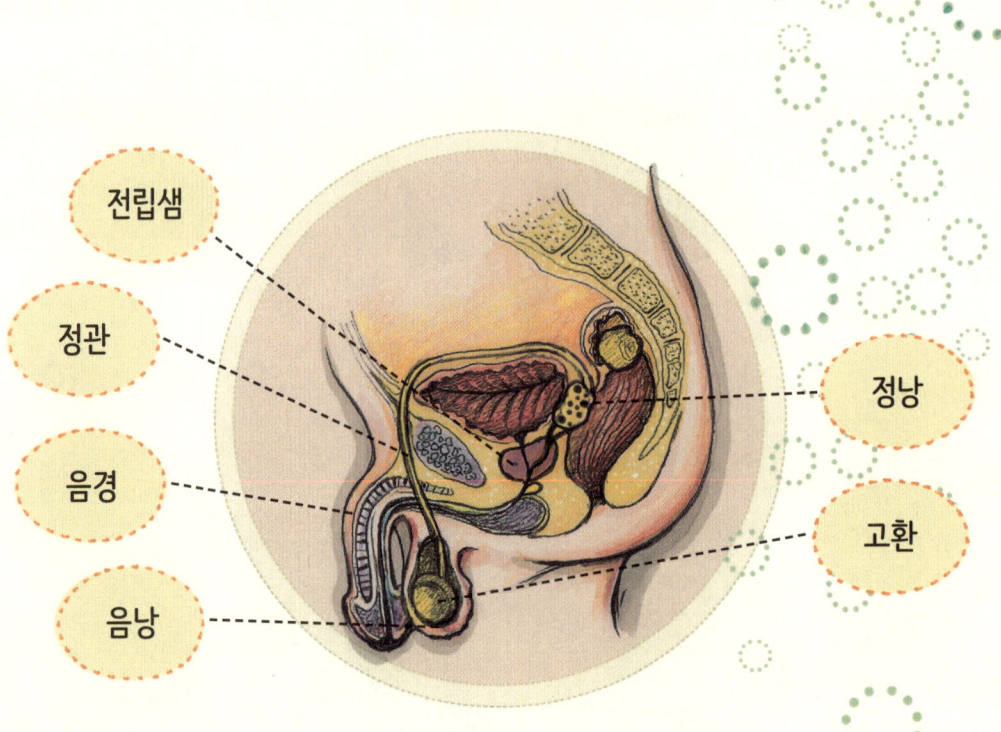

🔍 돋보기 장

포경 수술은 왜 하는 걸까?

음경의 머리 부분을 귀두라고 하는데, 이 귀두를 덮고 있는 피부를 잘라내는 것이 포경 수술이에요. 피부 밑에 지저분한 물질이 쌓여서 병이 생기지 않도록 하는 거예요.

반드시 포경 수술을 해야 하는 걸까?

음경은 평상시에는 주름져 있지만, 발기되어 크게 팽창하면 음경 꺼풀이 벗겨져 귀두가 도드라져요. 음경 꺼풀이 너무 커서 귀두가 드러나지 않거나 음경 꺼풀과 귀두가 붙어 있을 때는 수술이 필요해요. 귀두가 음경 꺼풀에 덮여 있으면 그곳에 세균이 자랄 수 있고, 때가 끼어 위생적으로 좋지 않아요. 음경 꺼풀이 귀두에 붙어 있는 경우에는 통증이 생기거나 음경이 잘 자라지 못하죠.
더욱이 어른이 되어 사랑을 나눌 때 상대에게 질병을 옮길 수 있어요. 또한 귀두에는 많은 신경 조직이 있어 남자의 가장 민감한 성감대인데 꺼풀에 덮여 있으면 자극을 받을 수 없어요.

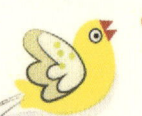 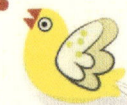

♂ 발기란 무엇일까?

주로 성적 자극을 받아 혈액이 한꺼번에 스펀지 같은 음경의 해면 조직에 들어가 음경 전체가 커지고 단단해지면서 귀두가 꼿꼿하게 뻗는 것을 말해요.

보통 길이의 몇 배로 커져요.

방광이 꽉 찼을 때나 말초 신경에 자극을 받았을 때 발기되기도 해요.

발기가 되면 혈액이 한꺼번에 들어가 음경이 커지지요!

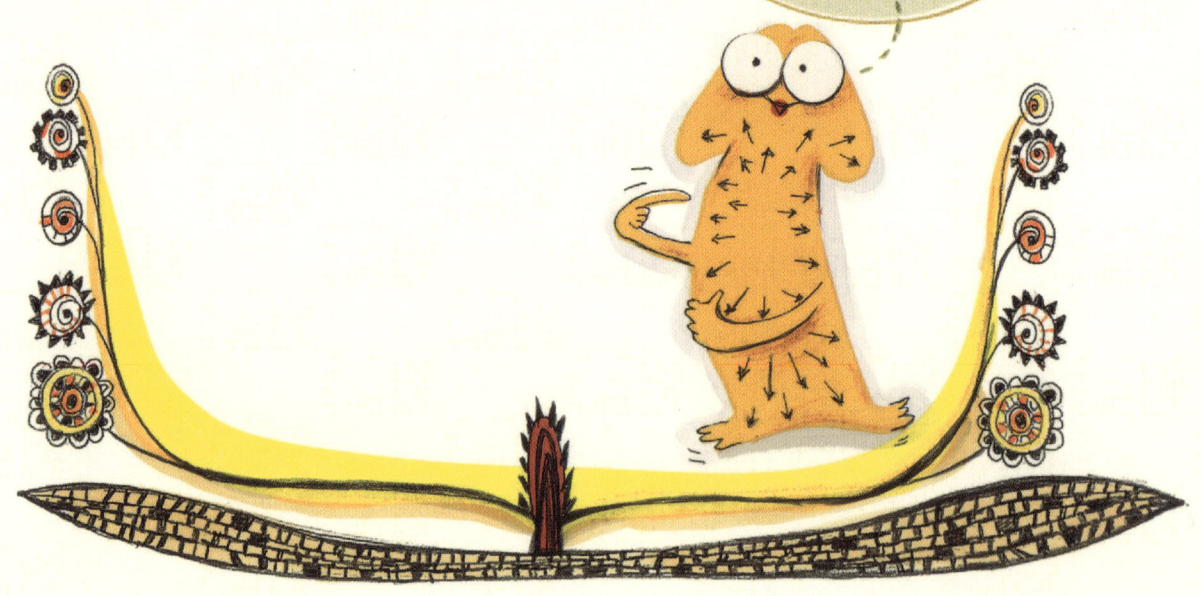

포경 수술은 언제 하는 게 좋을까?

포경 수술을 꼭 해야 한다면, 사춘기 전에 하는 것이 좋아요. 사춘기 때 음경이 활발하게 자라기 때문이지요. 더욱이 음경 꺼풀이 귀두와 붙어 있는 경우에는 음경이 잘 자라지 못하고 귀두의 신경 조직을 둔감하게 만들므로 한창 성숙기인 사춘기 이전에 하는 게 이롭습니다. 그러나 어른이 되어 해도 상관없어요.

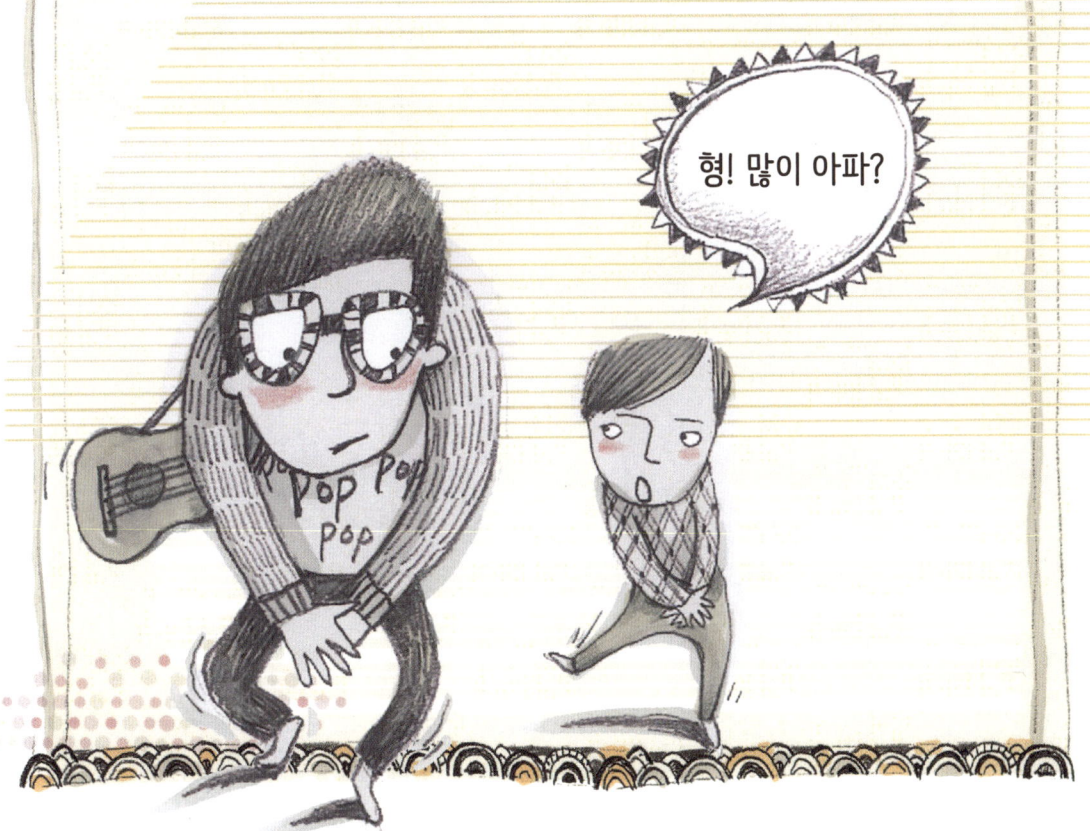

❓ 호기심 장

포경 수술은 언제부터 하게 된 걸까?

약 6000년 된 이집트 미라 중에 포경 수술을 받은 것이 있다고 하니, 이로써 포경 수술의 역사가 꽤 오래됐음을 알 수 있어요. 당시에는 위생을 위한 것보다는 종교적 이유나 어른이 됐음을 나타내기 위해 했다고 해요.

1900년대에는 미국과 영국에서 자위행위와 성관계를 줄이는 데 도움이 된다고 하여 포경 수술이 유행했답니다.

미국의 포경 수술은 필리핀과 우리나라에 전해졌는데, 우리나라에는 1945년쯤 도입됐어요.

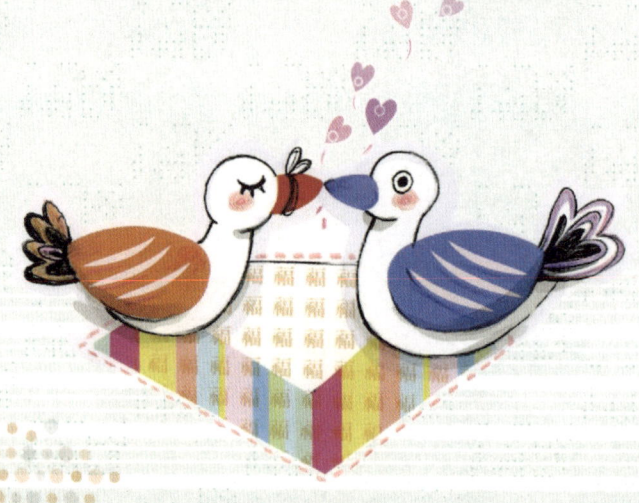

왜 포경 수술을 '고래 잡는다'라고 할까?

고래를 잡는다는 말은 포경 수술을 속되게 이르는 말로, 한자어로 포경은 고래를 잡는 일을 뜻해요.

왜 잠을 자면서 발기가 되는 걸까?

야한 꿈을 꾼 것도 아니고, 소변이 마려운 것도 아닌데 자다가 깼을 때 성기가 단단해져 있을 때가 있어요. 이를 '야간 발기'라고 해요. 이는 태아 때부터 시작되고 나이 들면서 그 횟수가 줄어들어요. 또 아침에 일어났을 때 발기가 된 것을 '아침 발기'라고 하는데, 야간 발기가 아침까지 이어진 거예요.

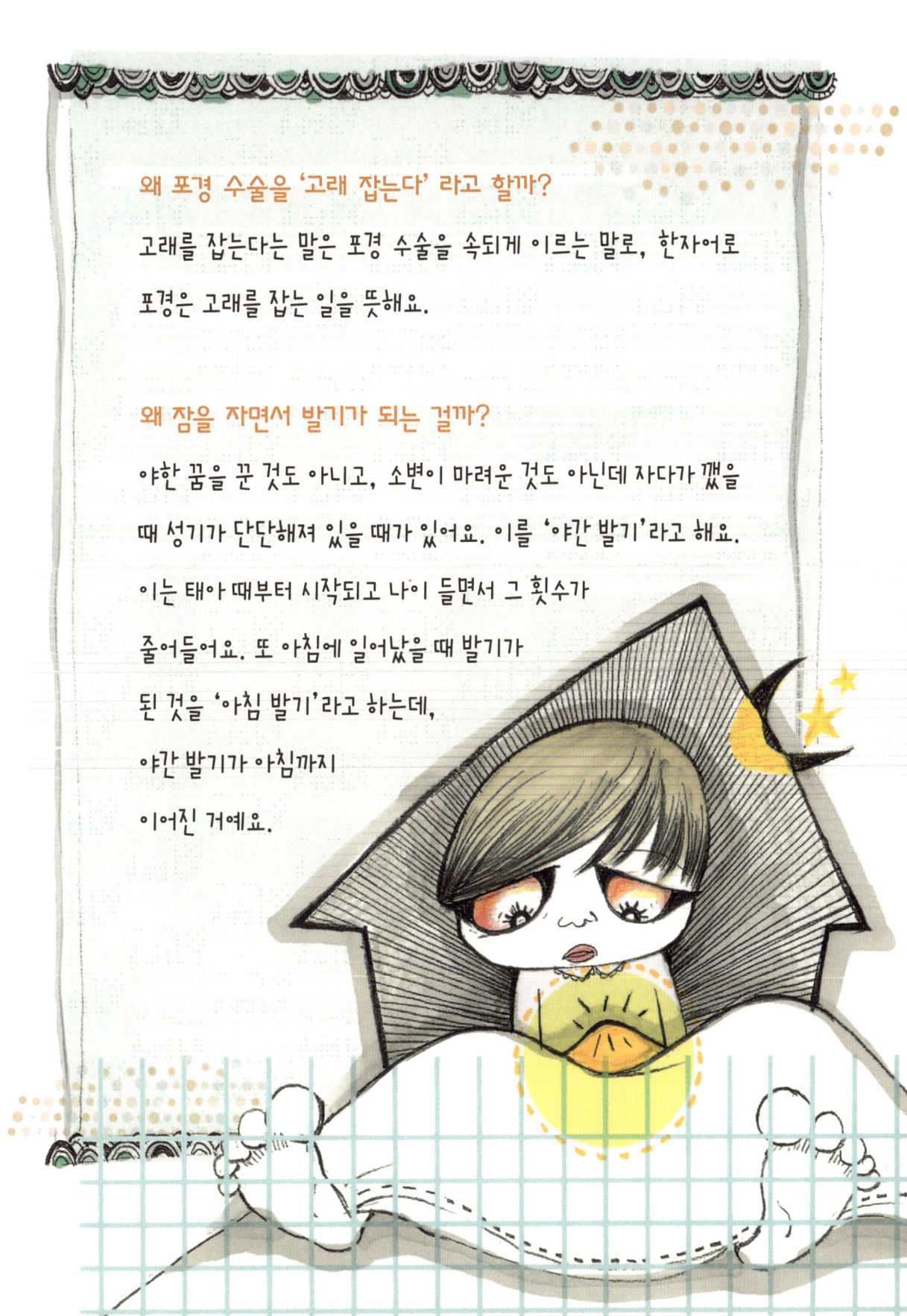

05 생리
엄마가 준 어마어마한 선물

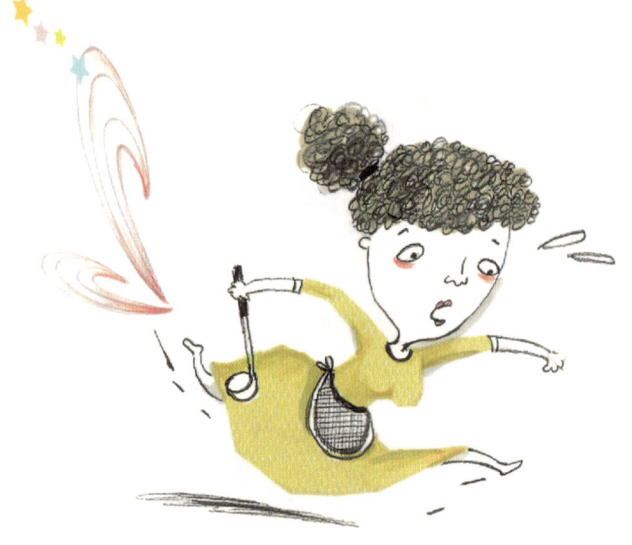

"엄마, 엄마!"

엄마는 한 손에 국자를 든 채 서둘러 영주 방으로 뛰어 들어왔어요.

"왜? 무슨 일이야?"

엄마는 놀란 얼굴로 영주를 바라보았어요. 엄마와 영주는 똑같이 놀랐지만, 눈빛은 전혀 달랐어요. 엄마는 무슨 진귀한 보석이라도 발견한 듯 들뜬 목소리로 아빠를 찾았어요.

"여보, 여보, 이리 좀 와 봐요."

영주는 화들짝 놀라 이불 속으로 숨었어요.

칫솔질하던 아빠는 헐레벌떡 영주 방으로 들어왔어요.

"왜? 무슨 일이야? 밤새 도둑이라도 들었어?"

엄마는 두 팔로 아빠의 어깨를 감싸 쥐며 높은 톤으로 말했어요.

"우리가 영주를 벌써 이만큼이나 키우다니. 정말 새롭지 않아?"

아빠는 고개를 갸웃거렸어요. 그사이 하얀 치약 거품이 아빠의 입가에서 흘러나와 불룩 튀어나온 배 위로 떨어졌어요.

"영주가 생리를 시작했어."

아빠는 재빨리 소매로 입가를 닦아내며 말했어요.

"정말? 우리 영주가 드디어?"

영주는 거칠게 이불을 젖히며 신경질적으로 대꾸했어요.

"뭐가 좋다고 그러는 거야. 나 드디어 시작한 거지? 한 달에 한 번씩 하는 거 말이야."

엄마는 국자를 아빠 손에 쥐여 주고 침대에 걸터앉았어요.

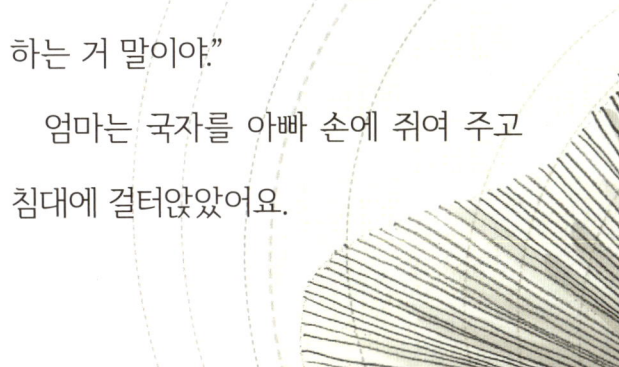

"영주야, 이건 축복이야. 엄마는 폐경이 얼마 남지 않았어. 그때를 생각하면 얼마나 서글픈지 아니? 생리를 시작한 건 진정한 여자로서의 삶이 시작됐다는 뜻이야. 어서 일어나 씻고 옷 갈아입어. 아무튼 어마어마한 빨랫감을 만들어 주셔서 감사합니다."

그러고는 엄마와 아빠는 각자 하던 일을 마치기 위해 방에서 나갔어요.

잠시 뒤 문을 똑똑 두드리는 소리가 들렸어요. 방문이 빠끔히 열리며 엄마가 얼굴을 내밀었어요.

"오늘 저녁은 외식하자. 아빠가 축하한다고 맛있는 거 사 주신대. 케이크도 사고 선물도 사자."

"정말? 그럼 내가 원하는 거 사도 되지?"

엄마는 고개를 끄덕이며 환하게 미소를 지어 보였어요. 어느새 엄마의 얼굴 위로 윙크하는 아빠의 얼굴도 보였어요.

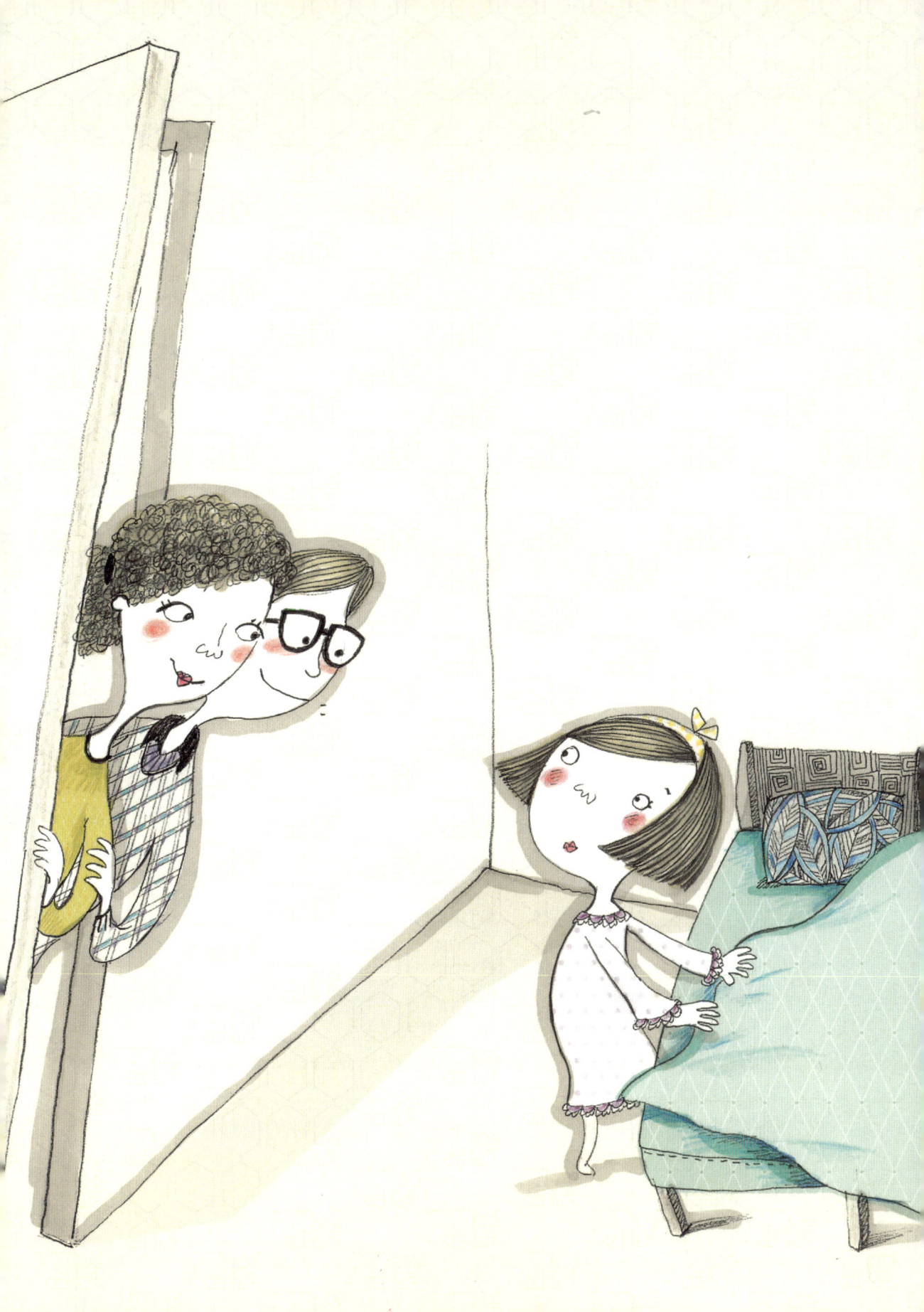

♀ 성장 일기

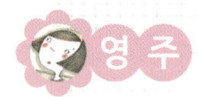

지금 내 옷장 서랍 하나는 온통 생리대뿐이다. 선물로 무엇을 사 줄 거냐고 묻는 내 질문에는 대답도 하지 않고 계속 미소만 짓던 엄마는 마트에 가자마자 나를 생리대 판매대로 이끌었다.

그러고는 진열대에 매달아 놓은 생리대 견본을 만져 보라며 내 손을 잡아끌었다.

"양이 적은 날에는 소형을 쓰고, 양이 많은 둘째 날에는 대형을, 밤에는 오버나이트를, 보통날에는 중형을 쓰면 돼. 어머, 천 생리대가 있네. 이것도 사자. 가격이 비싸기는 해도 건강에 좋아."

카트는 온갖 종류의 생리대로 가득했다. 남들이 볼까 싶어 다른 물건으로 가려 봤지만, 어찌나 많은지 다 가려지지 않았다.

게다가 내 가슴이 크다고 만날 놀려대는 준형이와 부딪칠 뻔했다. 그래서 다른 선물을 사달라고 조르기는커녕 아빠에게서 카트를 빼앗아 끌고는 준형이를 피해 다니느라 바빴다.

집에 오자마자 엄마는 내 옷장 서랍 하나를 통째로 비우더니 생리대로 가득 채웠다. 그러고는 다음부터는 나보고 직접 사다가 쓰라고 했다.

생리대랑 비슷한 것만 봐도 얼굴이 화끈거리는데, 생리대 사러 갔다가 아는 사람이라도 만나면 어쩌라고.

도대체 생리는 왜 해서는 나를 이리 괴롭히는 거지? 앞으로 체육 시간엔 어떻게 하지? 수영 강습 때는 또 어쩌고? 갑자기 생리를 시작하면 어쩌나. 으앙~

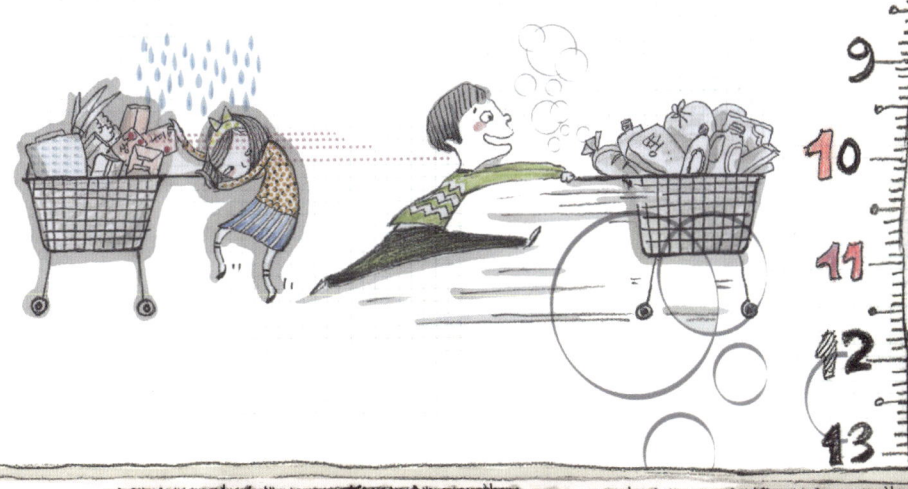

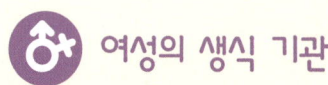 **여성의 생식 기관**

난소 : 주기적으로 성숙한 난자가 배란되고, 여성 호르몬인 에스트로겐이 나와 여자다운 외모를 갖게 도와줘요.

자궁 : 정자와 난자가 만나 수정란이 되면, 출생할 때까지 이곳에서 태아로 자라요.

난관(자궁관) : 배란된 난자를 자궁 쪽으로 내려보내는 한 쌍의 관이에요.

질 : 자궁과 외부를 연결하는 통로로, 월경 때 피를 내보내고 성교 때 음경이 들어가는 곳이며, 출산 때 아기가 나오는 길이에요.

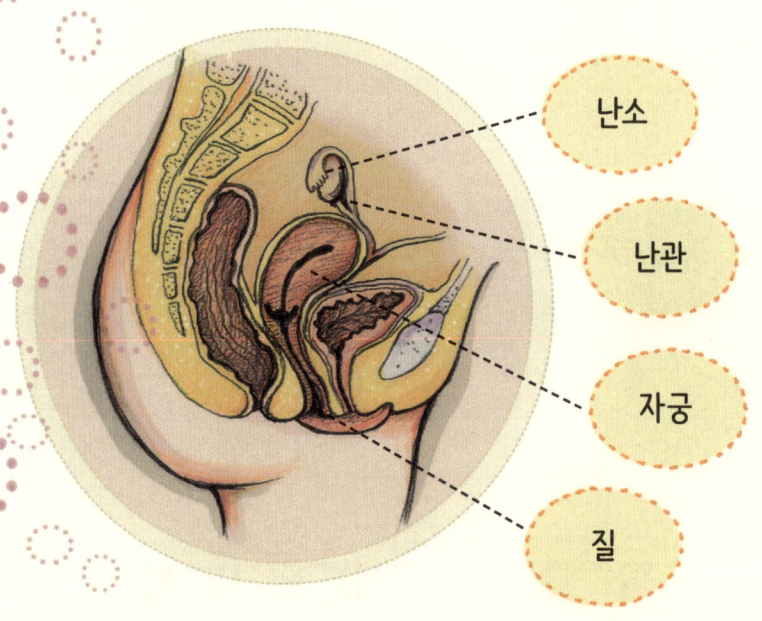

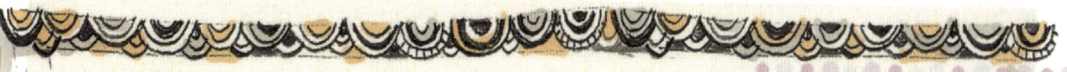 돋보기 장

생리는 왜 하는 걸까?

여성 호르몬이 활발하게 분비되는 사춘기가 되면, 한 달에 한 번씩 피를 흘리게 되는데 이를 '생리'라고 해요.

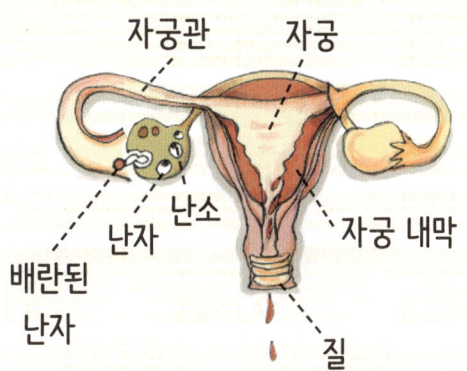

달마다 한다고 해서 '월경'이라고도 하지요. 생리한다는 건 아이를 낳을 수 있는 몸이 됐다는 뜻이에요. 여자는 난소에서 한 달에 한 번씩 난자를 내보내는데, 이를 '배란'이라고 해요. 난자 속 핵에는 엄마의 유전 정보가 담겨 있어요. 난소에서 난자가 나오면 자궁은 아기를 키울 준비를 해요. 자궁벽은 혈액과 영양분으로 보호막을 만들지요. 하지만 난자가 정자를 만나지 못하면 이 보호막은 저절로 떨어져 질 밖으로 흘러나와요. 이것이 월경이에요.

생리는 왜 한 달에 한 번 하는 걸까?

배란 때문이에요. 배란이 되는 시기에 정자가 여자의 몸속에 들어와 난자와 만나면 수정란이 되고, 이는 곧 태아가 된답니다. 수정란이 태아로 자라려면 영양분이 필요해요. 이를 위해 자궁은 보호막을 만들어 수정란도 보호하고 영양분도 공급하기 위해 매달 만반의 준비를 한답니다. 마치 아기를 위해 안락한 침대를 꾸미는 것과 같아요.

하지만 난자와 정자가 만나지 못하면 보호막이 필요 없게 되므로 스스로 허물어져 몸 밖으로 나오는 거예요.

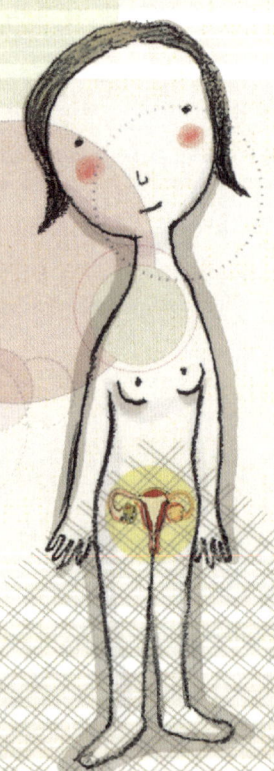

❓ 호기심 장

생리는 언제 할까?

생리는 아무 때나 마구잡이로 하는 게 아니에요. 사람에 따라 조금씩 차이가 나기는 하지만 21~35일의 간격을 두고 한 달에 한 번 해요. 보통은 28일에 한 번씩 하지요.

일단 생리가 시작되면 3~5일간 하게 되는데, 사람에 따라 짧게는 이틀, 길게는 일주일간 하기도 해요.

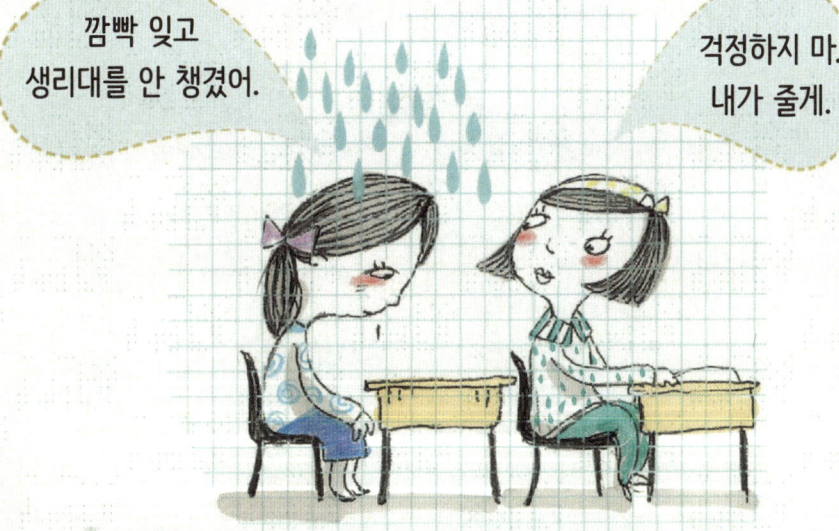

생리통이란 무엇일까?

생리할 때 통증이 나타나기도 하는데, 이를 '생리통' 또는 '월경통'이라고 해요. 보통은 자궁 근육이 강하게 오그라들면서 아랫배에 통증이 생겨요. 동시에 속이 메스껍거나 설사 등을 할 수 있어요. 생리통이 없는 사람도 있어요.

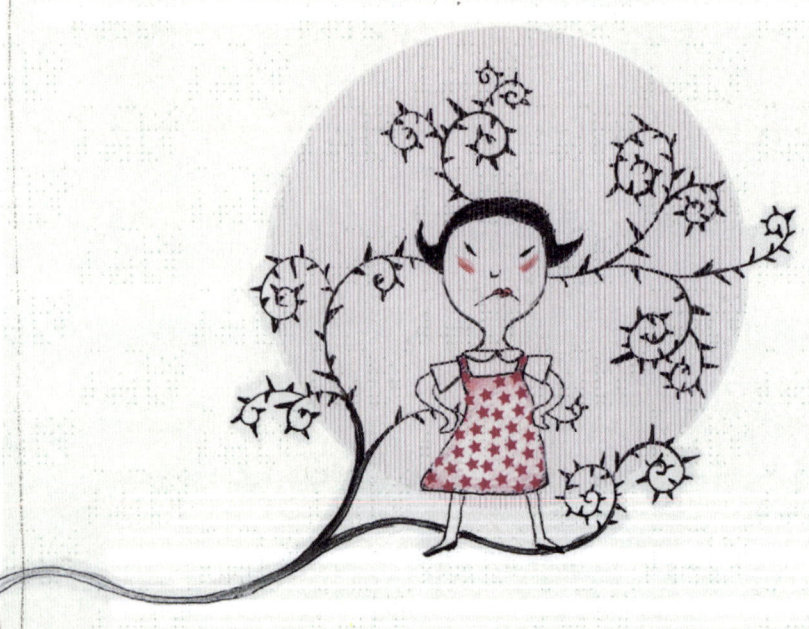

또 생리 4~10일 전에 가슴과 머리, 허리가 아프기도 하고 몸이 퉁퉁 붓기도 하며, 별것 아닌 일에도 쉽게 우울해지고 예민해져서 쉽게 화를 내기도 해요. 이를 '생리 전 증후군' 또는 '월경 전 증후군'이라고 하지요. 월경 전 증후군이 심한 사람 중에는 물건을 훔치거나 자살 충동을 느끼는 이들도 있어요.

폐경이란 무엇일까?

사람이 나이가 들면 육체적·정신적으로 기능이 약해지는데 이를 '노화'라고 해요. 난소도 마찬가지로 노화되어 제 기능을 하지 못하게 되고, 여성 호르몬도 더는 만들어지지 않아요. 이렇게 되면 더는 생리를 하지 않게 되는데, 이를 '폐경'이라고 해요.

생리대 교체하기

1. 생리대는 하루에 5~6회 정도 새것으로 바꿔요. 생리혈의 양이 많을 때는 더 자주 갈아 주는 게 좋아요.

> 같은 생리대를 오래 착용하면 염증이 생길 수 있어요.

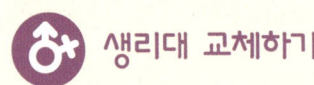

2. 외출할 때는 사용할 생리대를 작은 가방에 5~6개 정도 챙겨요.

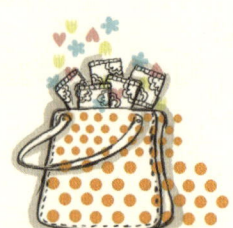

3. 그날 생리 양 또는 활동량에 맞게 대형, 중형, 소형, 날개형, 탐폰 등 생리대의 종류를 선택해요.

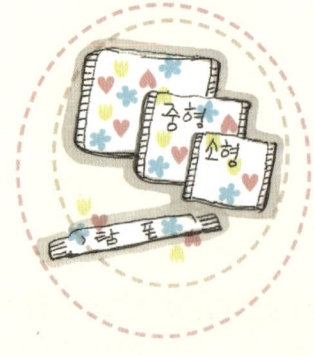

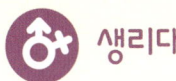 **생리대 처리법**

1. 생리혈이 묻어 있는 쪽을 안쪽으로 하여 작게 말아요.

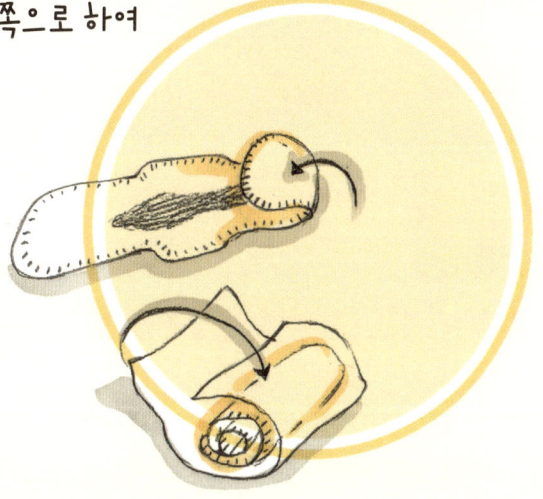

2. 생리대 포장지나 화장지로 말아둔 생리대를 감싸 생리대가 펼쳐지지 않도록 해요.

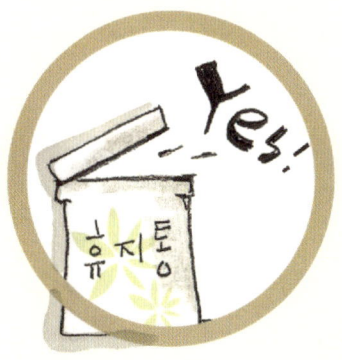

3. 휴지통에 버려요. 생리대는 물에 녹지 않으므로 변기에 버리면 안 돼요.

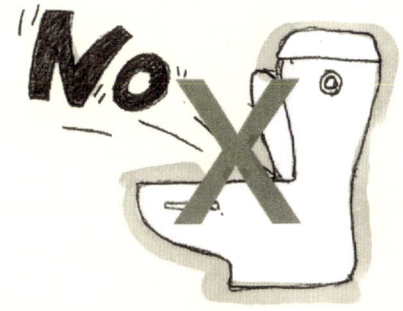

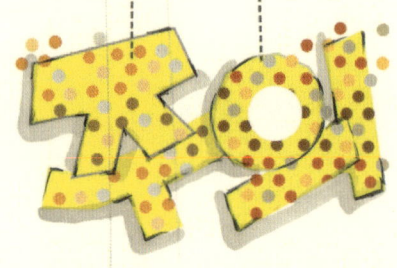

 생리 기간에 주의할 점

1. 생리 기간에는 몸에 딱 붙는 옷은 피하고, 통풍이 잘되는 면 소재의 옷을 입어요. 짧은 치마나 바지도 피해요.

2. 생리 기간에는 생리혈을 원활하게 배출하기 위해 자궁이 열려 있는 시기이므로 목욕을 오래 하는 것은 좋지 않아요. 자칫하면 감염될 수 있으므로 샤워기를 이용하여 흐르는 물로 헹구는 식으로 씻어요. 이때는 공중목욕탕도 피해요.

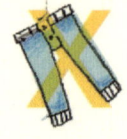

3. 생리통이 심해질 수 있으므로 카페인이 든 음료는 피하고 과일 주스를 마셔요.

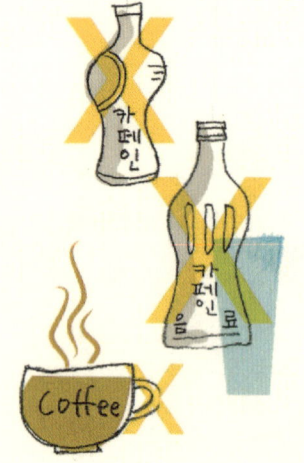
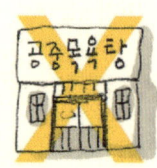
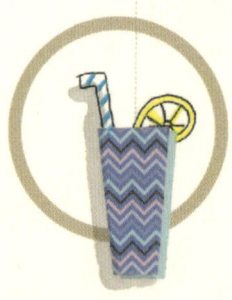

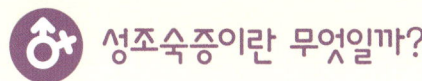 ## 성조숙증이란 무엇일까?

사춘기가 되려면 아직 먼 어린 나이에 성적 발달이 일어나는 증상을 '성조숙증'이라고 해요.

사춘기는 한날한시에 찾아오는 게 아니고 사람마다 유전적, 영양적, 사회경제적 수준, 인종에 따라서 다르므로 또래보다 조금 빨리 시작할 수 있지만, 9세도 안 되어 2차 성징이 나타난다면 성조숙증을 의심해 볼 수 있어요.

대개 남자아이의 경우, 몸에 털이 북슬북슬 나거나 여드름이 나요. 여자아이의 경우, 월경을 시작하거나 가슴이 볼록 튀어나와요.

성조숙증이 찾아오면 처음에는 또래보다 키가 크지만, 성장판이 일찍 닫혀 나중에는 키가 작을 수 있어요. 또 수영장이나 목욕탕에 친구들과 함께 가는 것을 창피하게 여기게 되지요.

많은 학자가 비만과 환경 호르몬 그리고 텔레비전과 인터넷을 통해 성적 자극을 자주 받은 것을 원인으로 꼽고 있어요.

성조숙증은 치료를 받으면 사춘기가 진행되는 속도를 늦출 수 있으므로 너무 걱정하지 않아도 돼요.

여성과 남성의 생물학적 차이

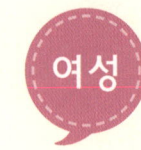
여성

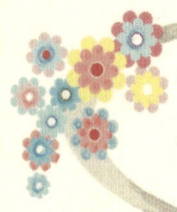
9~16세 사이에 사춘기가 시작돼요.
여성 호르몬인 에스트로겐이 분비돼요.

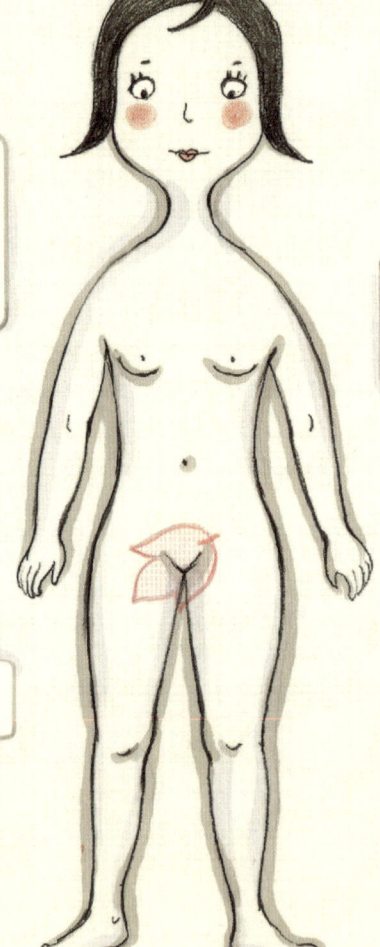

피부밑 지방이 늘어 몸이 전체적으로 둥글어져요.

10세 즈음에 유방이 부풀어요.

골반이 커져요.

음모가 나요.

생식기가 발달해 초경을 해요.
규칙적으로 월경하게 되면 아기를 가질 수 있어요.

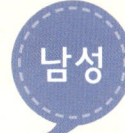 남성

10~18세 사이에 사춘기가 시작돼요.

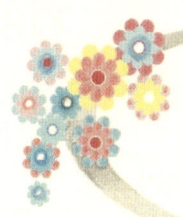

남성 호르몬인 테스토스테론이 분비되어 키가 커지고, 정자를 만들 수 있게 되며, 성욕이 늘어나요.

변성기가 시작되면서 목소리가 변해요.

음모가 나요.
생식기가 발달해 고환과 음경이 커져요.

뼈와 근육이 발달해 어깨가 넓어지고 가슴이 단단해져요.

수염이 나고 체모가 짙어져요.

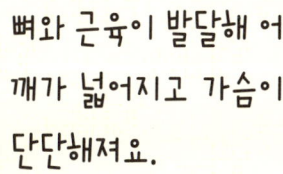

13~14세가 되면 자연 발기를 경험하게 되고, 몽정이나 자위행위를 통해 정액을 몸 밖으로 내보내는 사정을 하게 돼요.

06 양성평등
남자와 여자는 똑같아

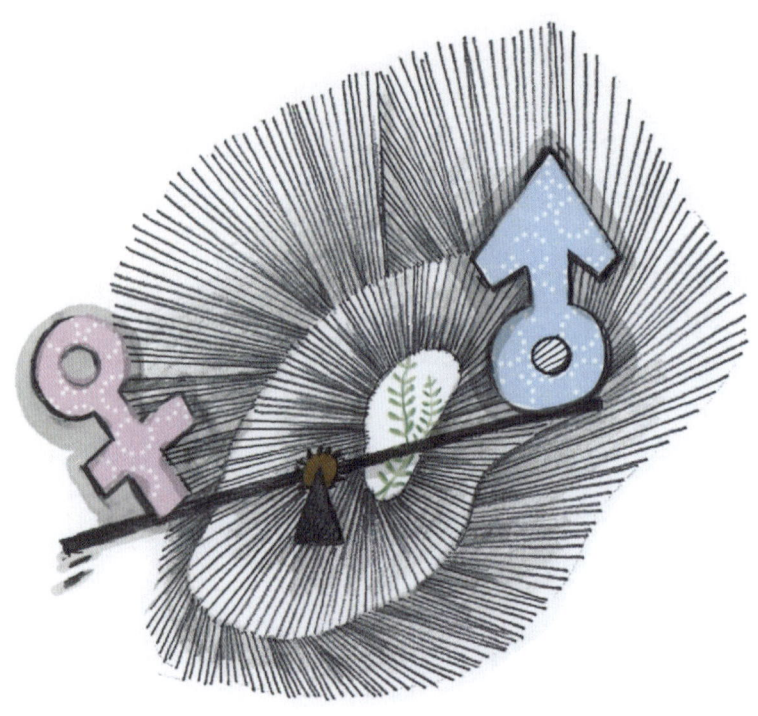

"이번 시간에는 '닮고 싶은 우리나라 위인'에 대해 이야기해 보자. 누가 먼저 말해 볼까?"

여기저기서 많은 위인의 이름이 들려왔어요. 이순신, 장영실, 세종 대왕, 김구, 안중근 등 우리나라 위인 하면 누구나 떠올릴 만한 이름이었어요.

서현이는 자리에서 일어나 당찬 목소리로 말했어요.

"우리나라에는 닮고 싶은 사람이 없어요."

"왜 그런지 이유를 말해 주겠니?"

"지금 우리나라 대통령은 여자이긴 한데요. 제 꿈은 대통령이 아니거든요. 또 집에 위인전 세트가 있는데, 여자는 몇 명 안 되더라고요. 신사임당, 유관순, 선덕 여왕, 허난설헌밖에 생각이 안 나요. 지폐에 그려진 위인도 여자는 한 명뿐이잖아요."

선생님은 서현이 말에 고개를 끄덕이면서 말했어요.

"우리나라에 여자 위인이 많지 않은 이유는 적극적으로 나설 기회가 적었기 때문일 거야. 조선 시대만 해도 여자는 가족을 위해서 희생하는 게 미덕이었거든. 아마도 기회가 많았다면 남자 못지않게 훌륭한 인물이 많이 나왔을걸. 여기서 한 가지만 짚고 넘어가자."

아이들은 고개를 갸웃거리며 선생님 말에 귀를 기울였어요.

"훌륭한 인물을 이야기하는 데 꼭 남자와 여자의 성별을 구분해야 할까? 여자는 여자를 닮고, 남자는 남자를 닮자고 이야기하는 게 아니란다. 훌륭한 인물의 행동, 생각 등을 본받자는 것이지."

윤찬이가 손을 번쩍 들며 말했어요.

"그래도 여자는 여자가 할 일을 하고, 남자는 남자답게 남자가 할 일이 있잖아요. 우리 아빠는 만날 그러는데."

"그러면 남자가 요리하고 여자가 축구를 하는 건 이상한 건가?"

준형이가 큰 소리로 대답했어요.

"아니요, 하나도 이상하지 않아요."

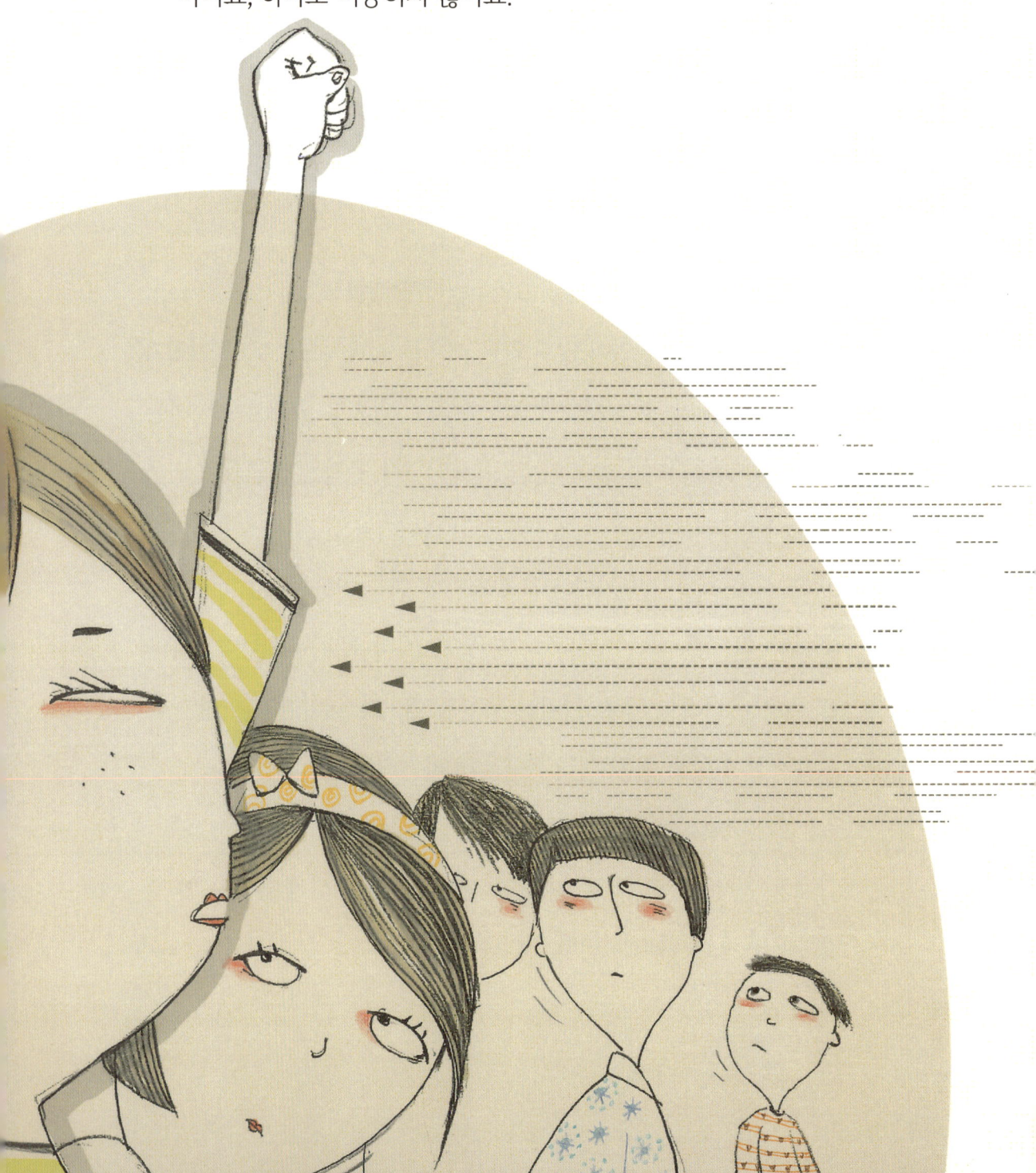

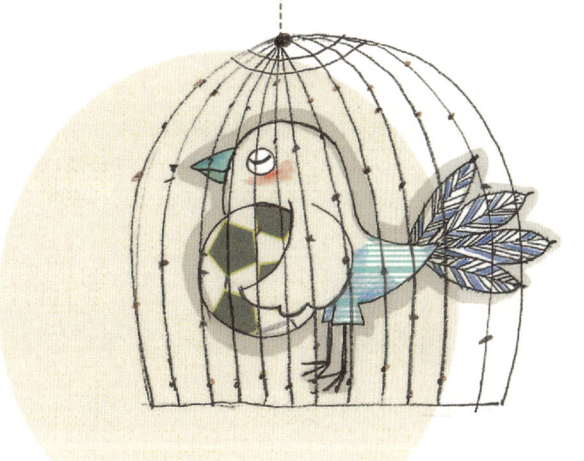

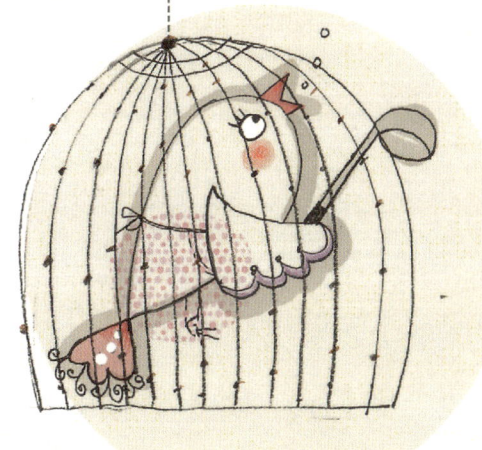

"맞아. 예전과 다르게 세상은 남자와 여자가 하는 일을 구분하지 않아. 스스로 잘할 수 있는 일을 하는 게 중요하단다. 남자는 거친 일을 하고 여자는 차분한 일을 하는 식으로 구분하지도 않아. 남자든 여자든 자기가 잘하는 것을 하면 되는 거야. 남녀 구분해서 닮아야 할 필요는 없어. 훌륭함에는 남녀 구별, 남녀 차별 같은 건 없으니까 말이야."

♀ 성장 일기

 채린

  오늘 수업은 매우 흥미진진했다. 선생님은 이야기가 다른 방향으로 흘러간 김에 더 이야기해 보자며 짝과 함께 성별을 바꿔 보자고 했다. 내 짝꿍인 재준이는 내가 되고, 나는 재준이가 되는 것이다.

  재준이가 먼저 시작했다.

  "너는 사내아이가 툭하면 울고 그러더라."

  나는 웃음이 터져 나왔다. 재준이는 우리 반 울보이기 때문이다. 재준이가 자주 듣는 말인 것 같았다.

  나는 재준이에게 말했다.

  "얌전히 좀 굴지. 예쁘게 생겨서는 왜 그리 뛰어다니고 그러니? 여자는 얌전해야 하는 거야."

  명절에 온 가족이 다 모이면 내가 곧잘 듣는 말이다. 여자들은 조용히 인형이나 갖고 놀아야 하는 건가.

  언젠가 사촌 동생이 내 치마를 입겠다고 하자 할머니는 고추 떨어진다며 뺏어서 휙 던졌다.

치마 입는다고 고추가 떨어지면 여자가 되고 싶은 남자들은 치마만 입으면 되겠네.

사촌 동생이 놀다가 넘어져 울자 남자는 우는 게 아니라고 했다. 남자는 울면 안 되나. 당연히 아프거나 슬프면 눈물이 나오는 건데.

그러고 보니 색깔로도 남녀를 구분한다. 분홍 옷을 입은 이웃집 아기를 보고 엄마가 딸이냐고 물었는데, 남자 아이였다.

여자는 분홍색이나 노란색, 빨간색만 입고, 남자는 파란색, 초록색, 검은색만 입어야 하는 건 아니잖아. 우리는 모두 똑같은 사람인데, 왜 따로따로 구별하려 드는 걸까?

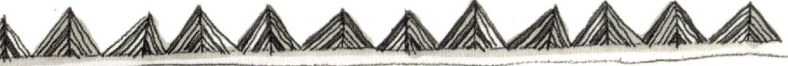

고추 떨어져!

🔍 돋보기 장

남자와 여자는 평등하지 않나?

조선 시대에 유교를 따른 전통 때문에 한때 우리나라는 남녀가 할 일을 확실하게 구분했어요. 여자는 아이를 낳고 살림만 해야 한다든가, 집안의 가장으로서 돈은 남자가 벌어야 한다는 생각이 지배적이었지요.

하지만 이제는 남자와 여자 모두에게 똑같이 기회를 주고, 똑같은 권리와 이익을 누릴 수 있도록 차별하지 않지요. 이를 '양성평등'이라고 해요. 더는 남녀의 성별로 차별 대우를 받지 않는답니다.

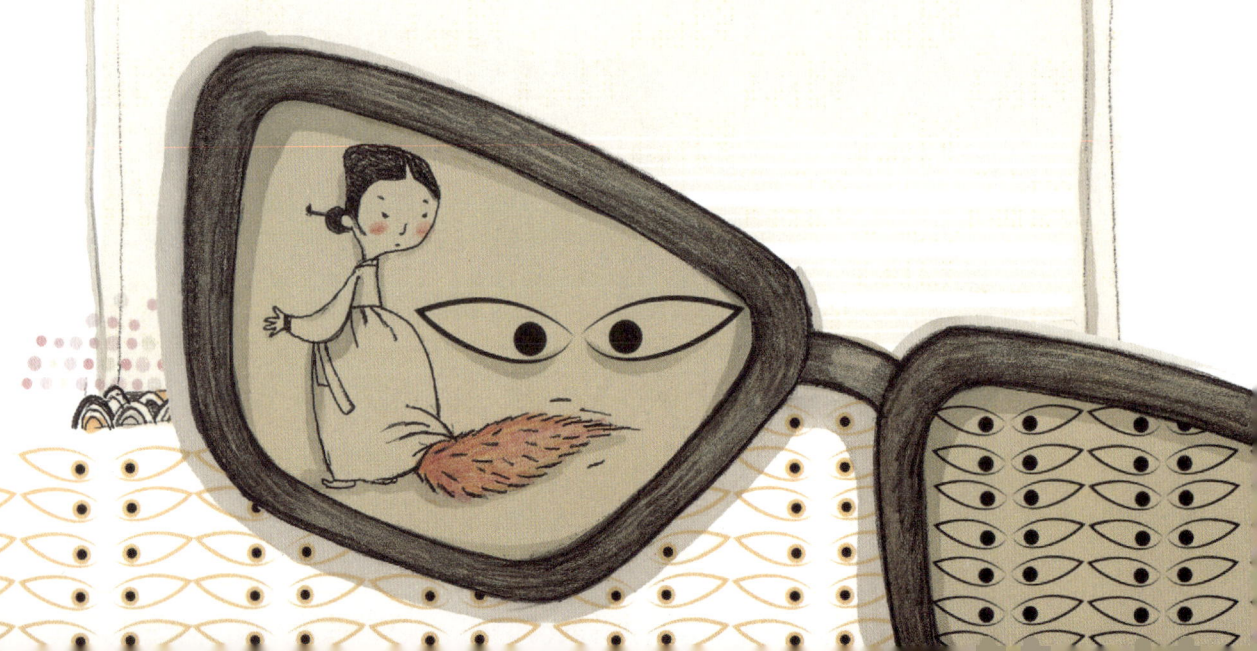

왜 양성평등이 중요한가?

우리나라 속담에 "여자가 셋이면 나무 접시가 들논다", "여자는 제 고을 장날을 몰라야 팔자가 좋다", "여자는 사흘을 안 때리면 여우가 된다"는 말이 있어요. 이는 여자는 간사한 존재이므로 여럿이 모여서는 좋지 않고, 능력이 없으니 집에서 살림만 하고 사는 게 행복하다는 뜻으로, 한때 여자를 낮춰 보던 시절에 나온 말이에요. 지금은 여자들이 능력을 인정받고 사회 활동도 활발히 하지만, 안타깝게도 남녀 차별이 완전히 사라지지 않았어요. 나라에서는 여자가 아이를 가지면 남편과 아내 모두에게 출산 휴가를 줘야 한다고 하지만, 실제로는 그렇지 않은 곳이 많아요. 심지어 아이를 낳을 때가 되면 퇴직을 강요하는 곳도 있지요.

반면에 취업할 때 남자들은 군대를 다녀왔기 때문에 가산점을 줘야 한다는 의견도 있어요. 실제로 군대 가산점이라 하여 공무원 임용시험이나 교사 임용시험 때 3~5%의 가산점을 주기도 했지요. 지금은 폐지된 제도지만 다시 실시해야 한다는 목소리와 반대 의견이 대립하고 있어요.

❓ 호기심 장

양성평등은 잘 실천되고 있을까?

예전에는 전철이나 버스의 손잡이 높이가 남성 평균 키인 170미터에 맞춰서 설계되어 키가 작은 청소년이나 여자, 노인들은 불편했어요. 지금은 손잡이 길이를 늘이거나 높이를 낮춰 많은 사람이 불편하지 않도록 고쳐졌어요. 또 고속도로 휴게소 등 공공시설 화장실은 남녀 모두 개수가 같았지만, 최근에는 여자들이 남자보다 이용 시간이 길다는 이유로 더 많이 설치됐어요. 이는 여자들을 기다리느라 지친 남자들에게도 좋은 일이 됐답니다.

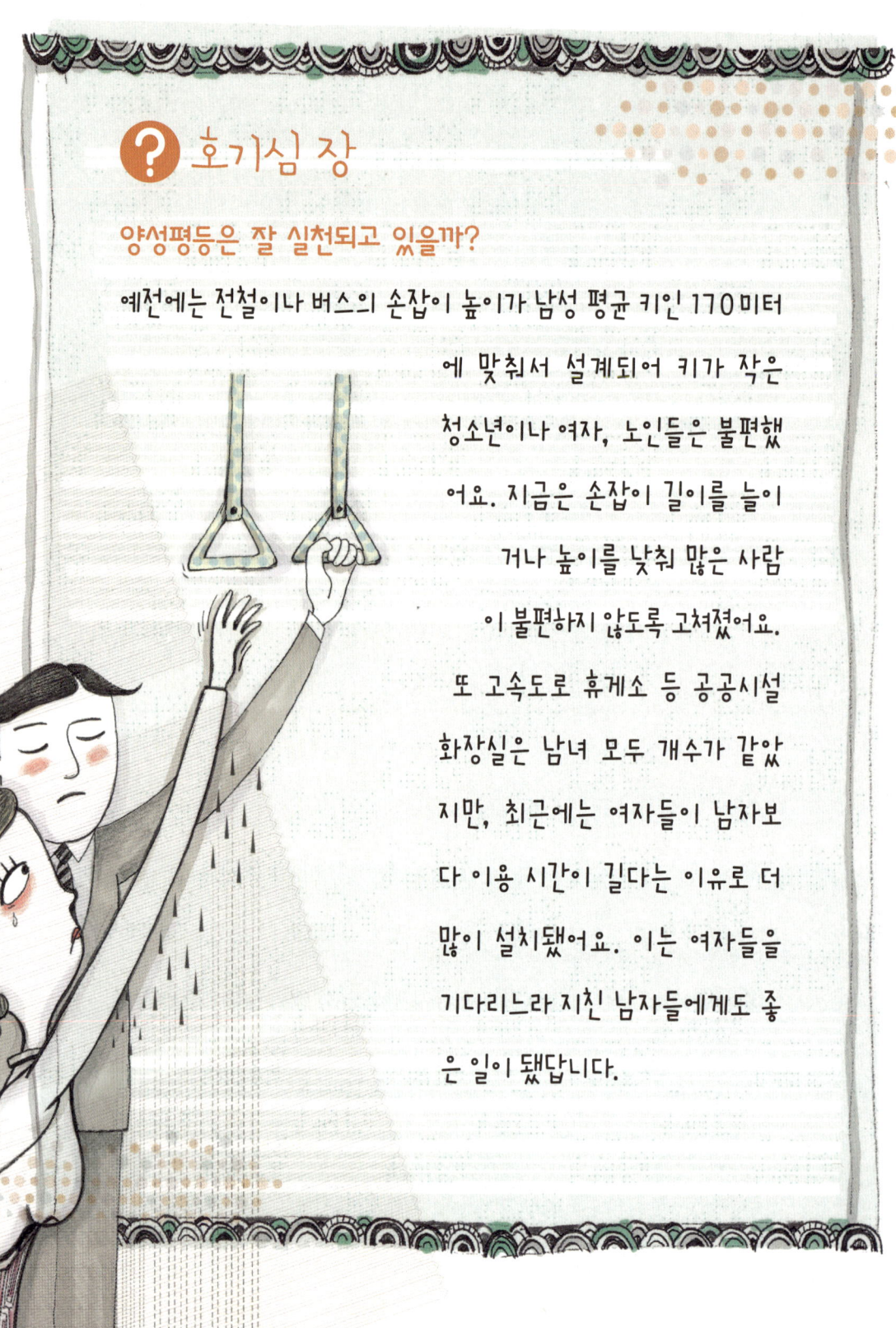

⚥ 양성평등 모습

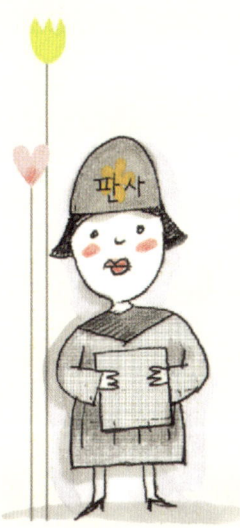

1. 판사, 경찰, 군인 등에 여성들의 숫자가 많아졌어요.

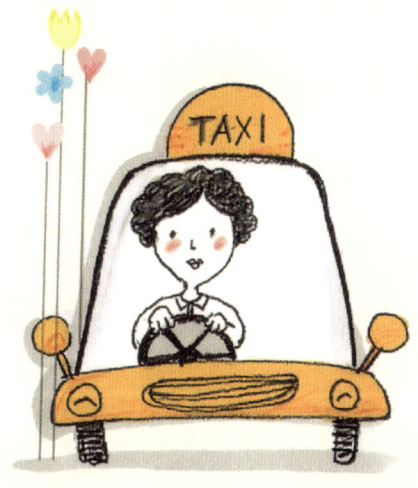

2. 성별에 구애받지 않고 직업 선택이 자유로워요.

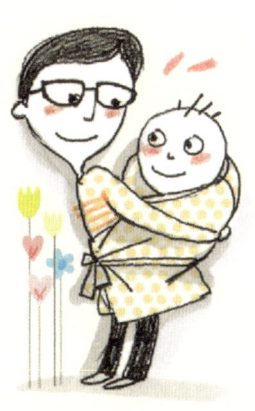

3. 남성들의 육아 휴직이 많아졌어요.

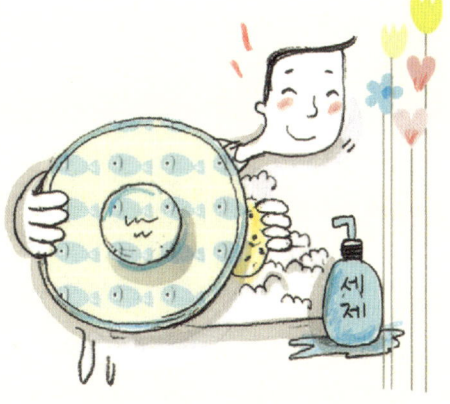

4. 집안일을 서로 도와가며 하지요.

07 태교
동생아, 들리니?

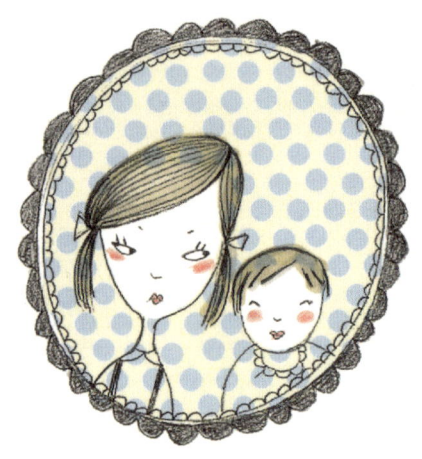

"정말이야? 동생이 생긴다고?"

"나이 차이가 크게 난다."

"내 동생은 유치원 다니는데, 넌 이제야 동생이 생기는구나."

"좋겠다. 나는 동생이 없어."

채린이는 재잘대는 친구들 사이에서 빠른 걸음으로 대여섯 발자국 앞서 나갔어요. 영주는 고개를 갸웃거리며 채린이 옆에 바싹 붙었어요. 채린이는 한숨을 내쉬며 고개를 떨구었어요. 그러자 다른 친구들도 채린이 얼굴을 살피며 다가왔어요.

"동생이 생기면 엄청 좋을 줄 알았는데, 실은 그렇지 않더라고."

친구들은 이해할 수 없다는 표정으로 채린이를 바라보았어요.

"현관문을 열기만 하면 온종일 클래식 음악이 흘러나와. 공부하려고 책상에 앉으면 졸음이 쏟아진다고."

힙합 음악에 푹 빠진 제니의 얼굴이 살짝 구겨졌어요.

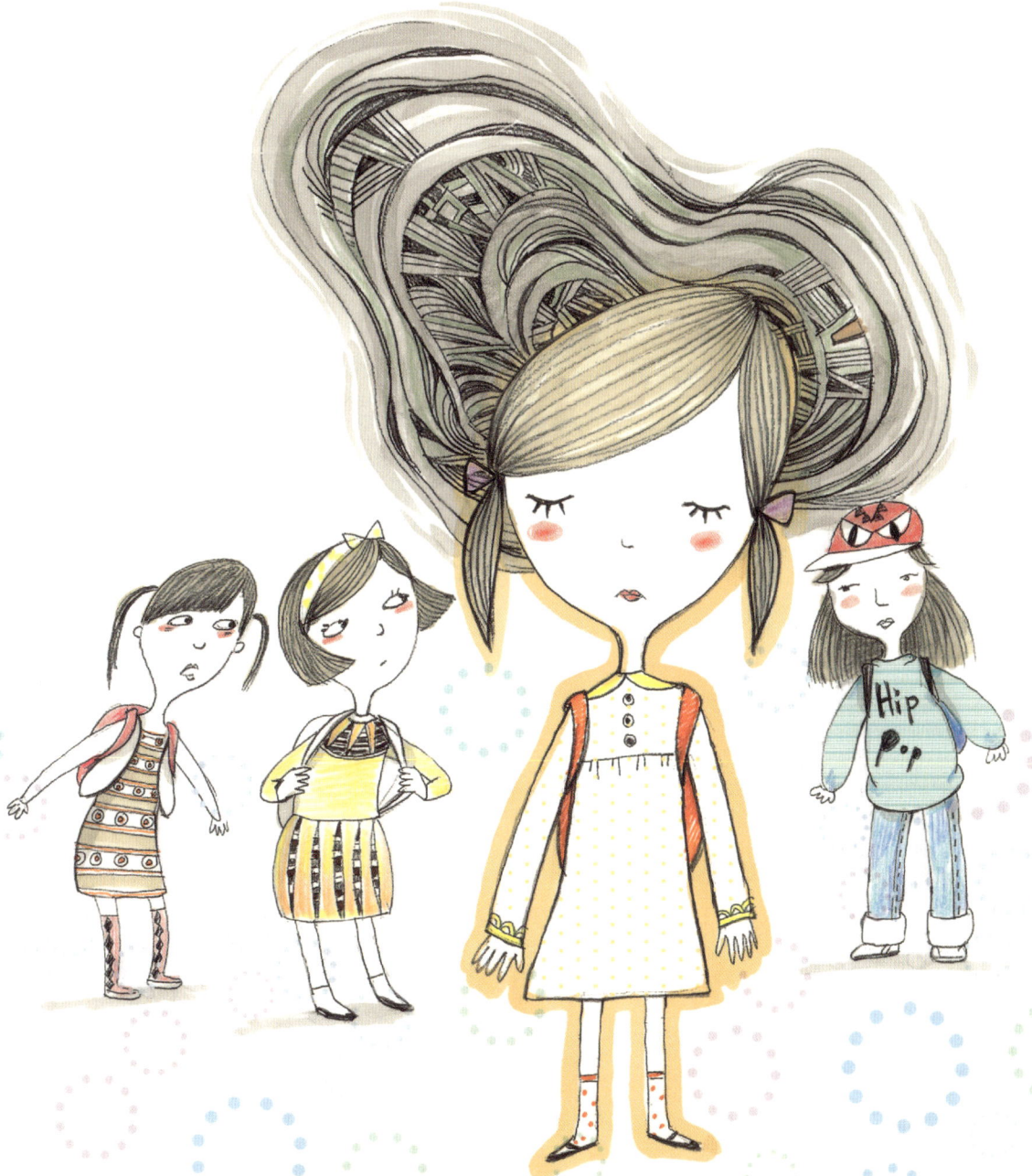

"어제저녁 반찬 중에 오징어가 있었어. 난 다리는 별로야. 우둘투둘한 게 싫거든. 그런데 아빠가 가려 먹지 말라면서 내 밥 위에 오징어 다리를 올려놓았어. 내가 툴툴대자 엄마는 예쁜 것만 먹어야 한대."

채린이는 이야기하다 말고 갑자기 뒤돌아섰어요. 뒤에서 걷던 친구들은 깜짝 놀라 그 자리에 멈춰 섰어요.

"그뿐만이 아니야. 우리 집 냉장고에는 내가 좋아하는 과일이 없어. 수박, 배, 참외, 멜론은 엄마가 설사할 수 있고, 감은 변비에 걸린대. 파인애플은 배 속 아기가 아토피가 생길 수 있다나."

그때 채린이를 빤히 쳐다보던 소율이가 말했어요.

"너 참 안됐다. 그런데 동생이 생기면 원래 그렇게 피곤한 거야?"

채린이는 어깨를 축 늘어뜨리며 말했어요.

"내 말이. 그런 게 태교래. 배 속 아기를 위해서는 어쩔 수 없대. 게다가 내 동생이 늦둥이라서 더더욱 신경 써야 한대. 정말이지 아직 태어나지도 않은 동생 때문에 불편한 게 한두 가지가 아니야."

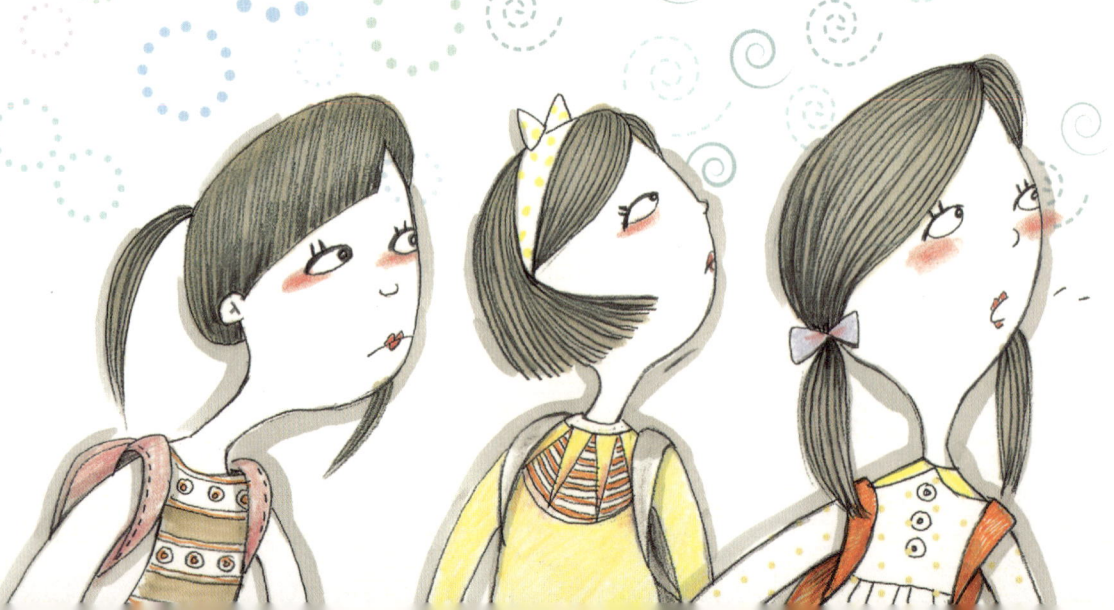

"오, 이런……."

잠시 골똘히 생각에 잠겨 있던 제니가 갑자기 뛰어가기 시작했어요.

"제니야, 같이 가."

"미안, 얘들아. 엄마한테 할 말이 생겼어."

아이들은 누가 먼저랄 것도 없이 한목소리로 물었어요.

"그게 뭔데?"

제니가 큰 소리로 외쳤어요.

"난 동생이 필요 없다고 말하려고."

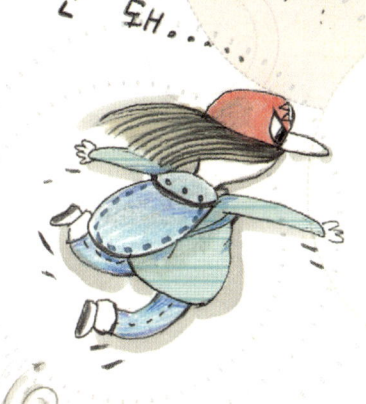

♀ 성장 일기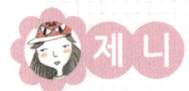

휴, 이제야 됐다. 엄마는 내게 몇 번이고 물어보았다.

"정말이지? 앞으로 동생 낳아달라고 조르지 않기다."

나도 엄마에게 여러 번 확인했다.

"이젠 동생 없어도 돼요. 알았죠?"

서로 새끼손가락 걸고 약속도 했다.

난 엄마에게 왜 동생이 필요하지 않은지에 대해 이유를 말하지 않았다. 혹시라도 엄마의 마음이 바뀔까 싶어서다. 채린이가 말한 대로라면 난 찬밥 신세가 될 테니까.

그런데 엄마가 볼 때마다 이유를 물어 결국 털어놓고 말았다. 뜻밖에도 엄마는 내가 더는 조르지 않는다고 해서 다행이라고 했다. 왜냐하면 나를 낳을 때 엄청 고생한 탓에 동생 낳을 생각이 전혀 없단다.

입덧이 시작되면 밥 냄새도, 김치 냄새도 맡을 수가 없고 음식 생각만 해도 속이 울렁거려서 한동안 물조차도 먹지 못했다고 했다.

더군다나 열 달 동안 음식을 가려 먹고, 행동도 조심해야 하고, 배가 불러오면 자는 것도 힘들다고 한다.

아기를 가지면 먹고 싶은 음식을 마음껏 먹어도 되는 줄 알았는데 아니었나 보다. 건강한 아기를 낳기 위해서는 조심해야 하는 것도, 참아야 하는 것도 많구나.

어휴, 나도 어른이 되면 엄마가 될 텐데, 어떡하나.

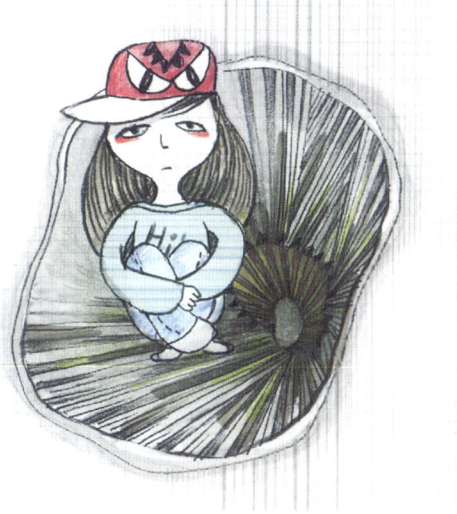

🔍 돋보기 장

입덧이란 무엇일까?

배 속에 아이가 생기면 입맛이 떨어지고 구역질이 나는데, 이를 '입덧'이라고 해요. 모든 임신부가 다 겪는 것은 아니고 10명 중에 7~8명 정도가 경험하는데, 대개 임신한 지 3개월 정도에 시작되어 한두 달 내에 사라져요.

태교는 왜 해야 할까?

엄마 배 속 아이는 엄마가 먹는 것, 생각하는 것, 느끼는 것에 영향을 받아요. 아주 오랜 옛날부터 여자가 아이를 가지면 낳을 때까지 보고 듣고 하는 일마다 조심해야 하고 나쁜 생각을 하지 말며, 거친 행동을 삼가고 편안한 마음으로 지내야 한다고 했어요. 이를 '태교'라고 해요.

사람은 엄마 배 속에 열 달 있다가 태어나기 때문에 생김새나 성품이 어머니를 닮는다고 여겨 태교를 매우 중요하게 여겼어요.

태교할 때 주의해야 할 점은 무엇일까?

오래전부터 어머니가 몸가짐을 바르게 해야 배 속 아이도 잘 자란다고 여겼어요. 그래서 보고 듣고 말하는 것을 삼가야 하고, 바른 자리에 단정하게 앉아야 해요.

깨진 그릇에 음식을 담아 먹지 않으며, 과일은 네모반듯하거나 완전한 모양으로 깎아 먹어요. 늘 좋은 생각만 하면서 남을 미워하지 않아야 해요.

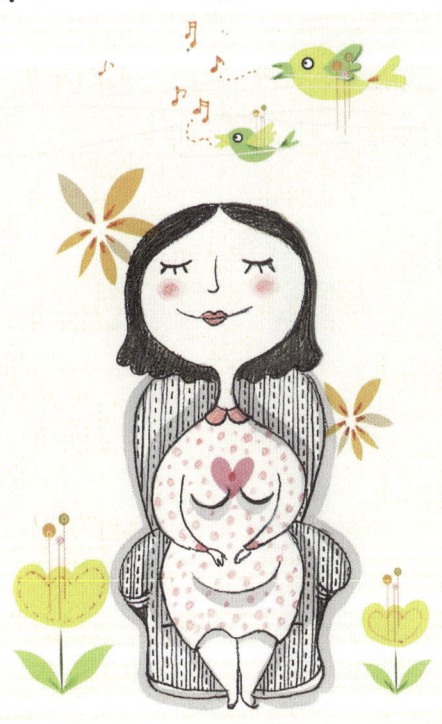

08 성관계
아름다운 사랑

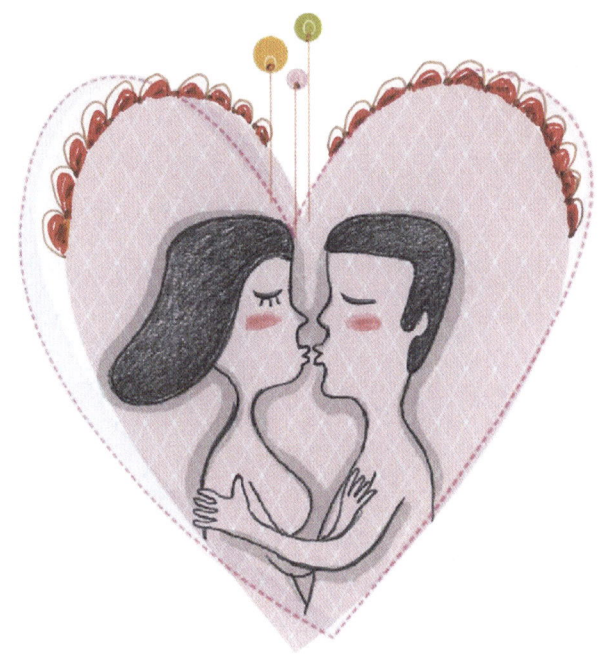

"띠리리링."

쉬는 시간을 알리는 종이 울리자, 영주는 채린이의 손을 잡고 교실 밖으로 나왔어요.

"아직도 기분이 별로야?"

채린이는 손으로 턱을 괸 채 고개를 가볍게 끄덕였어요.

"동생이 생기면 얼마나 귀여울까? 손과 발은 또 얼마나 앙증맞을까? 하지만 동생이 태어나는 순간부터 난 찬밥 신세가 될 거야. 그렇지? 넌 그렇게 생각 안 해?"

영주는 대답하지 않고 채린이의 어깨에 팔을 올렸어요.

"그런데 있잖아. 아기는 어떻게 생기는지 알아?"

"그야, 엄마랑 아빠랑 사랑을 나누었으니까……."

"그러니까, 그 사랑을 나누는 거 말이야."

채린이는 두 손으로 얼굴을 감싸 쥐었어요. 얼굴뿐만이 아니라 귀까지 빨개지는 게 느껴졌어요. 영주가 창밖을 바라보며 말했어요.

"엄마와 아빠가 손만 잡고 자도 아이가 생기는 줄 알았던 그때가 좋았던 것 같아. 그게 아닌 걸 알고 나선 왠지 엄마랑 아빠 얼굴 보기가 민망해."

"생각해 보니 그러네."

"어쩌다가 사촌 언니한테서 들은 이야기인데, 같은 반 친구 중에는 그걸 벌써 경험한 사람이 있대."

"설마, 아직 결혼도 안 했는데 어떻게……."

"뉴스에서는 심지어 학생인데 아이를 낳은 사람도 있다잖아."

채린이는 눈을 질끈 감았어요. 그러고는 머릿속에 떠오르는 장면들을 지우느라 고개를 흔들었어요.

"분명 아기는 사랑스럽고, 아기를 낳는 건 평생 중요한 일 중에 하나야. 난 결혼할 때까지 나 자신을 지킬 거야."

영주는 채린이의 팔에 자신의 팔을 끼우며 말했어요.

"언제는 결혼 안 한다며? 나는 정말로 내가 좋아하고 나를 아껴 주는 사람을 만나고 싶어. 그런 사람을 알아보는 특별한 능력이 있다면 좋겠다. 너도 그렇지?"

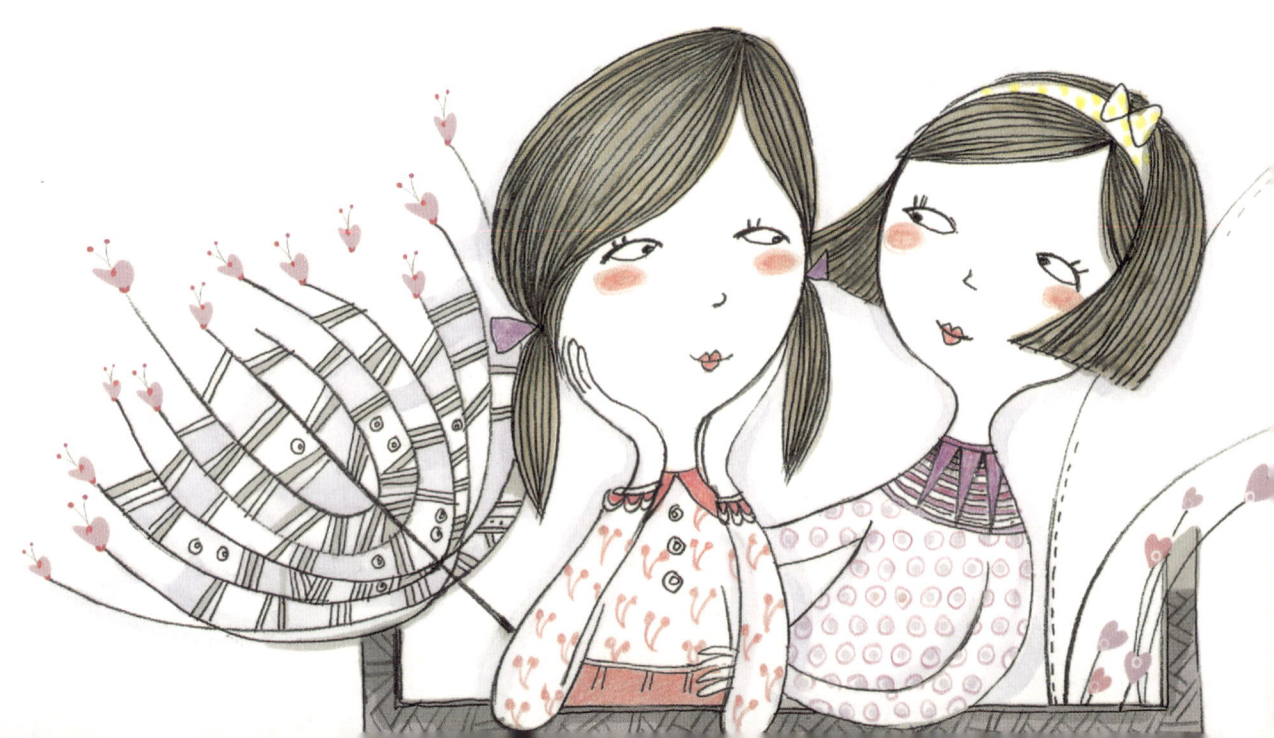

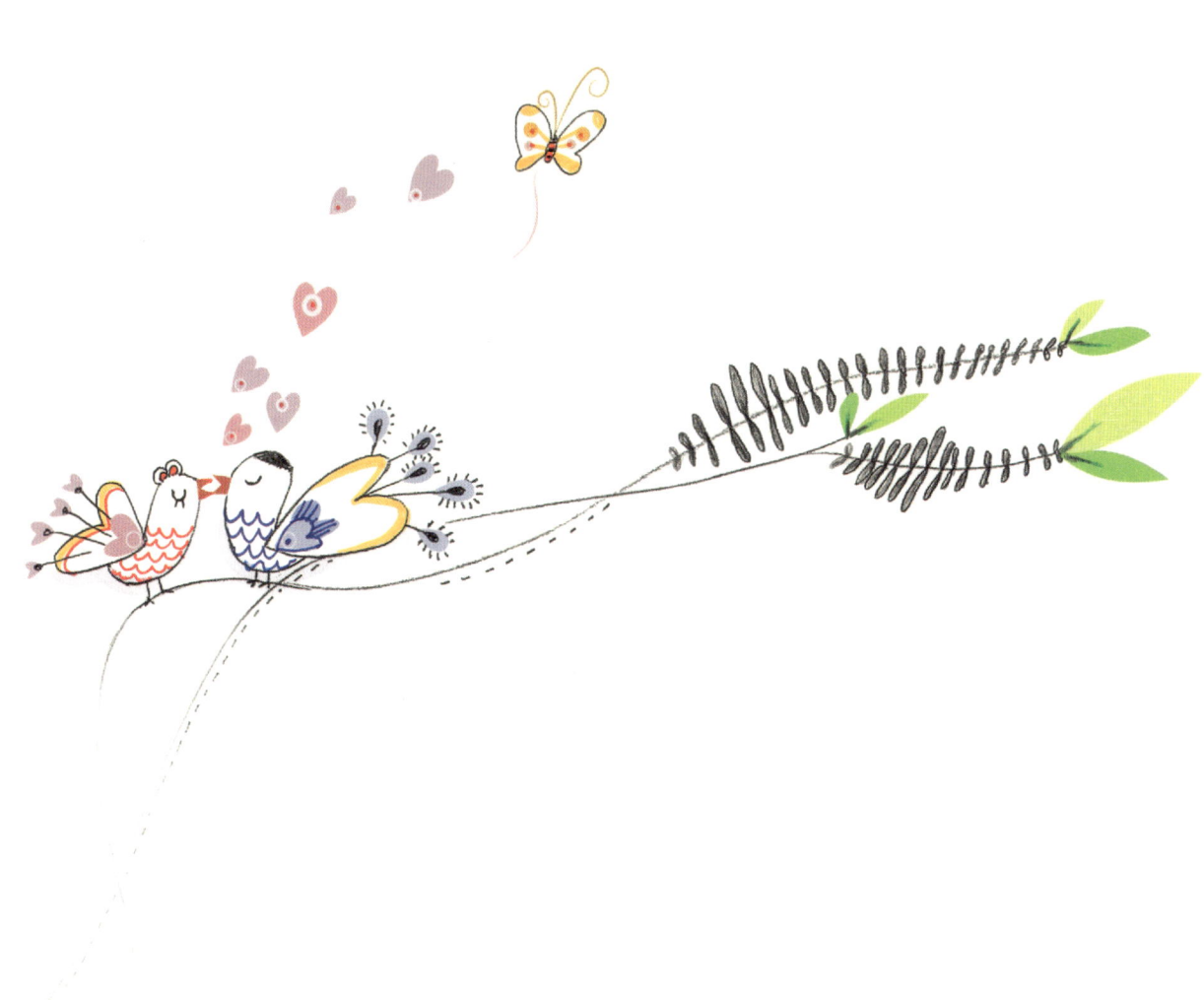

성장 일기

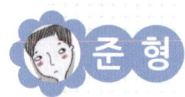

여자애들은 만날 텔레비전에 나오는 남자 배우나 아이돌 이야기나 할 줄 알았는데, 영주랑 채린이 얘기를 엿듣다가 깜짝 놀랐다. 내가 엿들은 걸 알면 가만있지 않겠지?

밤에 화장실 가려고 방문을 열었는데, 내가 문 여는 소리에 아빠는 급히 리모컨을 찾느라 허둥댔고, 엄마는 갑자기 화를 냈다.

"여태 안 잔 거야? 왜 나왔어?"

쳇, 내 마음대로 화장실도 못 가나.

아빠는 이 기회에 이야기 좀 하자면서 텔레비전을 보다가 야한 장면이 나오면 어떤 생각이 드는지 물었다.

처음으로 몽정한 이후로 그런 장면을 보면 호기심이 인다. 가슴이 볼록 솟은 여자만 보면 한번 만져보고 싶다.

나는 대답하지 않고 아빠에게 물었다. 아빠도 텔레비전에 나오는 사람들처럼 해 봤느냐고.

"물론이지, 그래서 네가 태어난 거야."

아, 당연한 질문을 한 것이다. 난 또 물었다. 나를 낳고도 계속 그렇게 하느냐고.

"아빠랑 엄마는 서로 무척 사랑해. 사랑하는 사람끼리는 이런 마음을 몸으로 표현할 때가 있어. 이를 성관계라고 하지. 세상에서 가장 아름다운 표현 방법 중 하나야."

하지만 어떤 사람들은 이런 소중한 관계를 특별하게 여기지 않는다고 했다.

"드라마에서는 그런 사람들에 대한 이야기를 다루기도 하는데, 어린 나이에 보면 성과 성관계에 대해 잘못 생각할 수 있어. 좀 전에는 엄마 아빠가 준비 안 된 상태여서 좀 놀랐어. 이해해 줄 거지?"

뭐, 나를 걱정하는 마음에 그랬다는데, 어쩌겠는가. 나도 같은 상황에 처한다면 아빠 엄마처럼 행동할 것 같다.

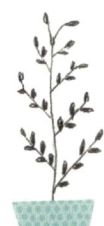
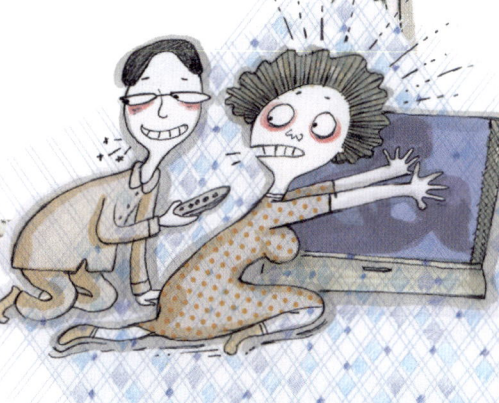
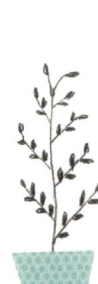

🔍 돋보기 장

성관계란 무엇일까?

남자와 여자가 사랑하는 마음을 나누고 확인할 때는 마음으로 표현하거나 몸과 마음으로 동시에 표현하기도 해요. 이 중에서 몸으로 보여 주는 것을 성관계라고 해요. 이때 남녀가 성기로 애정을 나누기 때문에 여자의 난자와 남자의 정자가 만나 아이가 생기기도 해요.

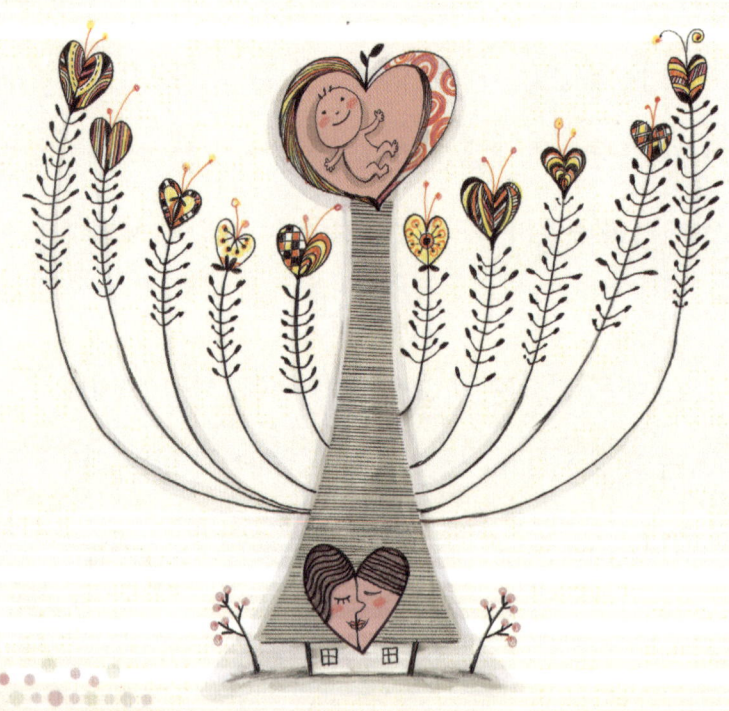

성관계를 왜 특별하게 여겨야 하는 걸까?

성관계를 통해 사랑하는 사람의 기분을 좋게 해 주고 상대에게서 사랑받는 느낌을 충분히 느낄 수 있어요. 그러나 어떤 사람들은 마음으로는 사랑하지 않으면서 몸으로만 사랑하는 척하기도 해요. 이런 행동은 상대를 속이는 것이나 다름없어요. 성관계가 얼마나 아름답고 감탄스러운 일인지 전혀 모르기 때문에 그런 행동을 하는 거예요.

성관계는 반드시 결혼한 부부끼리만 해야 하는 걸까?

누군가를 진정으로 사랑하면 그 사람을 돌봐 주고 도와주며 어떤 일이 있어도 약속을 지키고 언제나 함께하고 싶어 해요.
남자와 여자가 이런 마음을 서로에게 약속하며 정식으로 부부 관계를 맺는 것이 '결혼'이에요. 그러므로 몸과 마음을 다해 사랑을 표현하기에 가장 좋은 사람들이 바로 부부랍니다.

❓ 호기심 장

왜 어른들은 밤에 텔레비전을 못 보게 하는 걸까?

밤 시간대에는 어른을 대상으로 성에 관한 드라마나 영화가 많이 방송돼요.

아직 성이 얼마나 멋지고 신비로운지 잘 모르는 어린이들이 이런 드라마나 영화를 보게 되면 성을 괴상망측하거나 끔찍한 것으로 받아들일 수 있어요.

더군다나 드라마나 영화는 사랑하지 않으면서 성관계를 나누면 어떤 불편한 기분이 드는지, 성병에 걸리거나 원하지 않는 임신을 할 수 있다는 것 등은 잘 보여 주지 않아요.

대개 성관계를 아주 멋진 것으로만 그려내기 때문에 어린이들이 올바른 성 의식을 갖는 데 나쁜 영향을 끼친답니다.

성관계는 언제 하면 될까?

이따금 뉴스를 보면 청소년들이 어른이 되기도 전에 성관계를 맺어 임신 등으로 사회 문제가 되고 있다는 소식을 들을 수 있어요.

사춘기는 몸의 발육이나 성적 성숙이 어른 수준에 이르지만, 정신이나 경제적, 사회적 자립은 동반되지 못한 상태예요.

그러므로 자신뿐만 아니라 사랑하는 사람, 성관계로 태어날 수 있는 아기를 책임지지 못해 모두 불행해질 수 있어요.

성적 행동에는 반드시 책임이 따른답니다. 따라서 성관계는 부부가 되어 자립해서 아이를 돌볼 정도로 능력이 있는 어른이 된 다음에 하는 게 바람직해요.

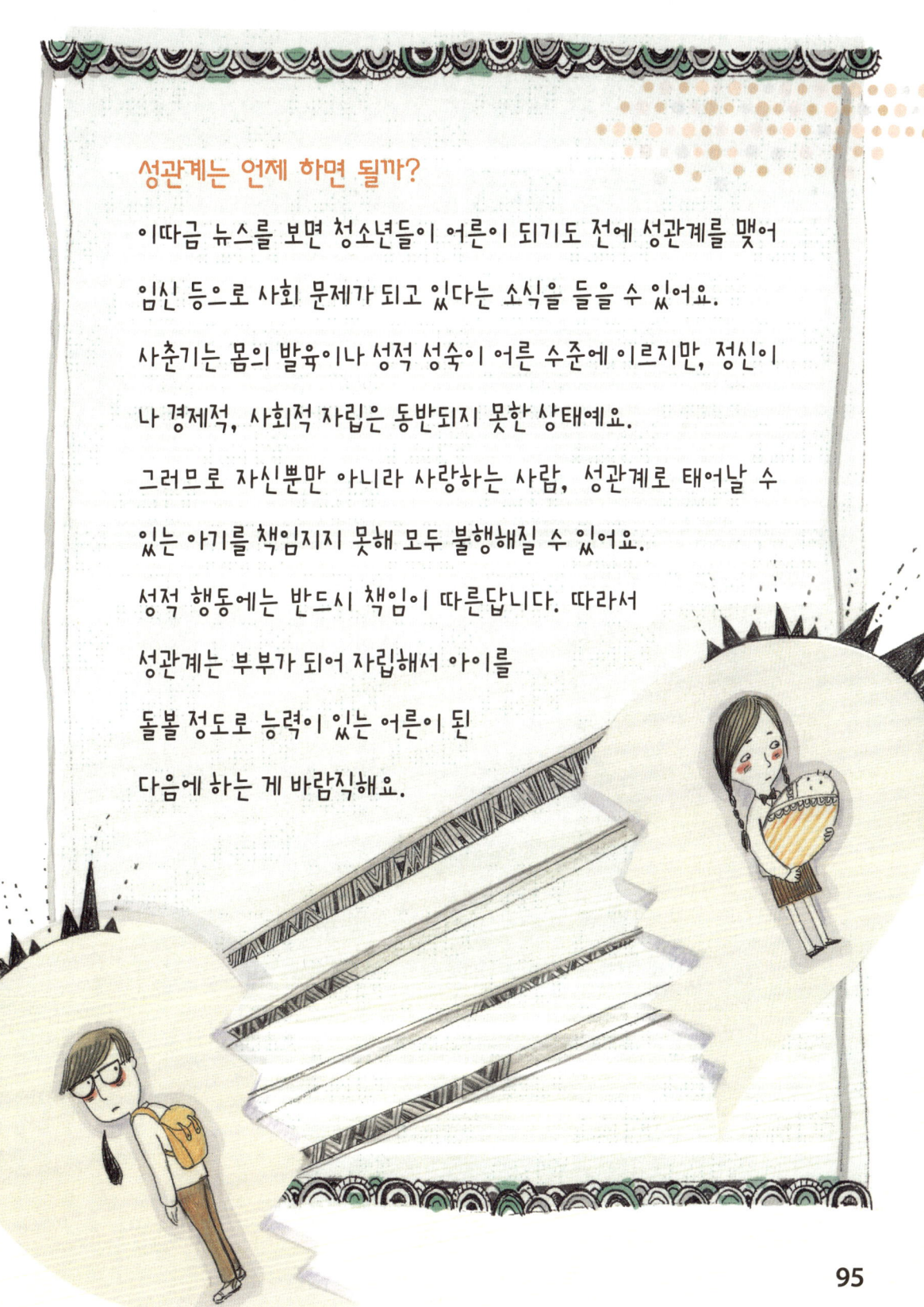

09 낙태와 유산 그리고 피임
모든 생명은 소중해!

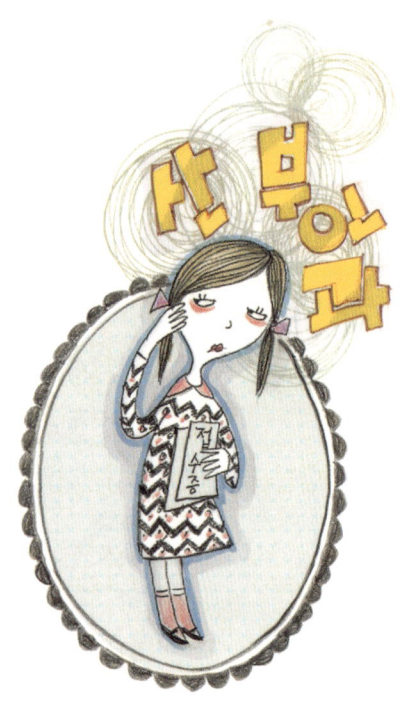

채린이는 산부인과 병원 앞에서 주변을 둘러보았어요. 자신을 알아보는 사람이 있으면 어쩌나 싶어 고개를 푹 숙였어요. 대기실에는 배가 불룩한 여자 서너 명이 있었어요.

"채린아, 엄마 대신 접수 좀 해 줘."

"간호사 선생님이 내가 환자인 줄 알면 어떻게 해?"

채린이는 엄마에게 눈을 살짝 찡그려 보이고는 접수대에 영수증을 보여 줬어요. 간호사는 영수증을 한 번 훑어보고는 다시 돌려주었어요.

잠시 뒤 엄마의 이름이 불리고, 채린이는 엄마를 따라 조금 어두컴컴한 방으로 들어갔어요.

그곳에서 난생처음 아기의 심장 소리를 들었어요. 침대 옆에 놓인 모니터와 천장에 매달린 모니터로 아기의 손발, 오뚝한 코와 동그란 머리도 보았어요.

"진짜 신기하다. 손가락 다섯 개가 또렷하게 보였어. 하품도 하던걸."

엄마는 채린이의 머리를 쓰다듬으며 말했어요.

"너도 그랬어. 그때 아빠가 꼭 너같이 반응했었지."

어두컴컴한 방에서 나온 채린이는 5분쯤 대기실에서 기다리다가 엄마와 함께 진료실로 들어갔어요. 의사 선생님은 환하게 미소 지으며 두 사람을 맞았어요.

"어서 오세요. 이번에는 따님과 오셨네요. 초음파 검사하면서 보셨겠지만, 아기는 건강합니다. 하지만 자궁이 조금 약해졌네요. 혹시 출혈이 있었나요?"

"약간……"

"한동안은 무리하지 않도록 주의하세요. 노산이라 자칫하다간 유산할 수도 있어요."

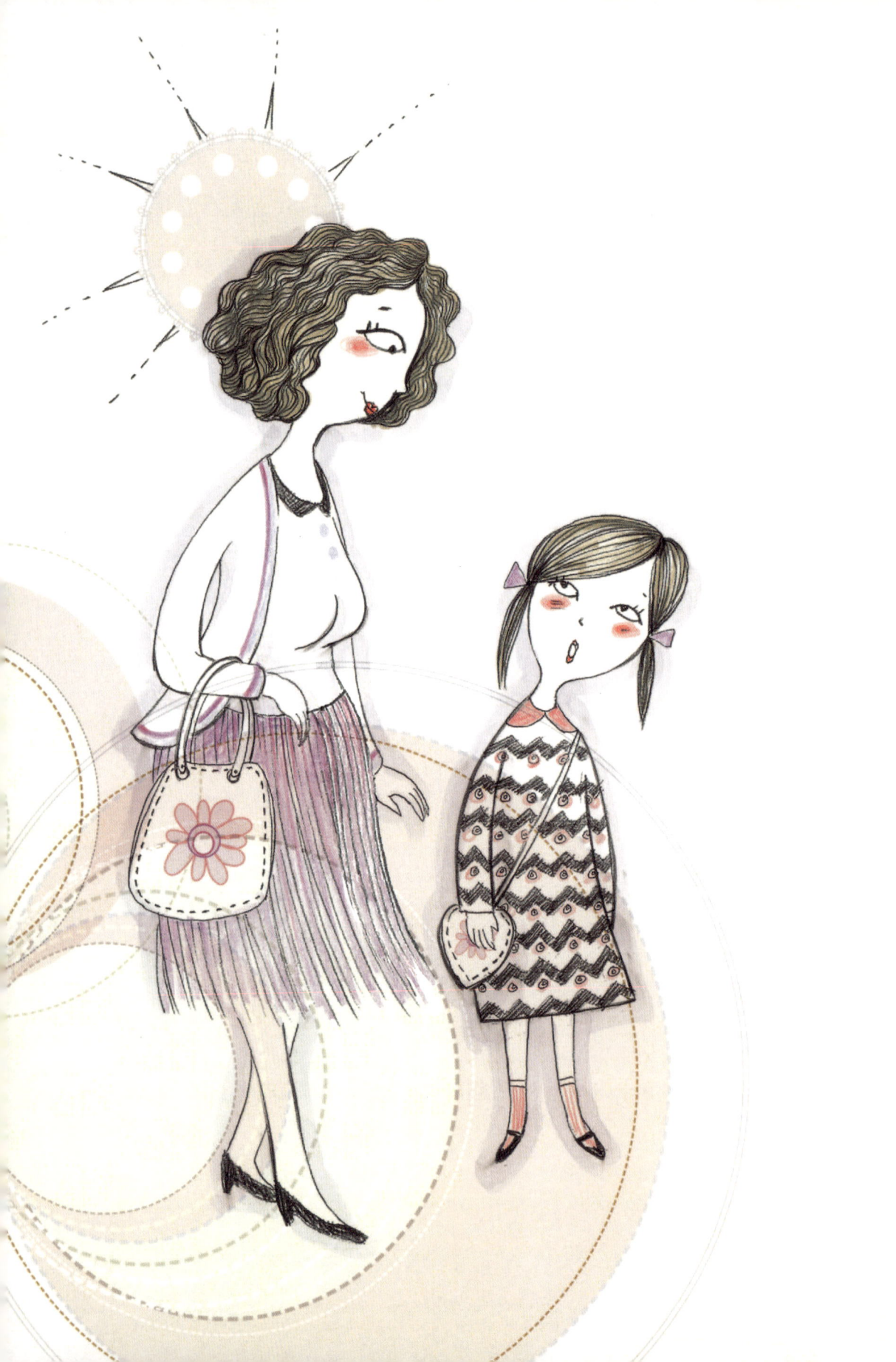

의사 선생님은 채린이를 보면서 말했어요.

"엄마는 편히 쉬어야 하니까, 엄마를 많이 도와줘야 해요. 알았죠?"

채린이는 무슨 말인지 몰라 어깨를 들썩였어요. 진료실을 나오자마자 채린이는 엄마에게 물었어요.

"엄마, 유산이 뭐야? 동생이 병에라도 걸린 거야?"

"아니, 유산은 아기가 엄마 배 속에서 열 달을 다 채우지 못하고 죽어서 나오는 거야."

채린이는 잘못 들은 건가 싶어 멍하니 엄마를 쳐다보았어요.

"그럴 수도 있으니 조심하라는 거야. 이제 집에 가면 엄마는 꼼짝 안 하고 쉴 거니까, 채린이가 세탁기도 돌리고 마른빨래는 걷어서 잘 개어 서랍에 넣어 주면 좋겠는데. 청소기도 돌리고 말이야."

"엄마, 고모나 이모한테 부탁하면 안 돼?"

"어쩌니, 고모 오늘 여행 갔어. 이모는 애가 둘이잖아. 그 애들 돌보는 것만으로도 바빠."

채린이는 어깨를 축 늘어뜨리며 말했어요.

"맙소사! 동생이 태어나면 똥 싼 기저귀까지 빨아야겠군."

♀ 성장 일기   채린

집에 오자마자 나는 정말로 세탁기를 돌려야 했다. 청소기로 집 안 청소도 했다. 소파에 앉을 틈도 없이 이것저것 잔심부름도 했다.

오늘 난 마치 콩쥐 같았다. 엄마 배 속 동생은 단언컨대 팥쥐다. 가만, 남자면 팥돌이라고 불러야 하나? 그래도 동생이 유산되어 온 가족이 슬픈 것보다는 내가 조금 힘든 게 낫다.

책상 위에는 엄마가 병원에서 챙겨 준 '청소년과 성', '안전한 피임법' 안내 책자가 놓여 있다.

사실 병원에서 누가 봐도 고등학생으로 보이는 한 언니의 배가 불룩한 것을 보았다. 엄마도 그 언니를 보고 걱정이 되었나 보다.

그 언니는 곧 엄마가 되겠지? 창피해서 학교는 못 갈 것 같다. 보는 사람마다 수군댈 테니까. 준형이와 윤찬이 같은 남자애들이 불룩한 배를 보고 얼마나 놀려댈지 상상도 하기 싫다.

'안전한 피임법' 같은 걸 그 언니가 미리 알아두었다면 좋았을 텐데……. 이제야 엄마가 왜 그런 것들을 알아야 한다고 하는지 알겠다.

아직 초등학생이기는 하지만 나도 금방 그 언니처럼 클 테니까. 그사이 남자 친구도 생길 수 있고 말이다. 자기 전에 꼼꼼하게 읽어 봐야겠다.

"채린아, 엄마 이불 좀 가져다 줘. 엄마 절대 감기 걸리면 안 돼. 얼른."

네, 콩쥐 갑니다.

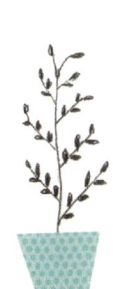

🔍 돋보기 장

사랑하는 사람과 성관계를 하더라도 아이가 생기지 않도록 할 수 없을까?

성관계를 하는 가장 큰 이유는 사랑하는 사람에게 특별한 방식으로 사랑을 표현하기 위해서이고, 사랑하는 사람의 아이를 낳아 기르기 위해서예요.

성관계를 한다고 해서 반드시 아이가 생기는 것은 아니지만, 언제든 아기가 생길 가능성이 있어요.

아이가 계속 생겨서 낳는다면 엄마와 아빠는 건강을 제대로 돌보지도 못하고 돈을 더 많이 벌기 위해 일만 해야 할 거예요. 그러므로 단란한 가정을 꾸리기 위해서 '피임'을 선택할 수 있어요.

피임이란 무엇일까?

피임이란 정자와 난자가 만나지 않도록 막는 것을 말해요. 몇 가지 방법이 있는데, 보통 여자의 생리 주기를 이용해 그 기간에 성관계를 피하거나 콘돔이나 루프 같은 기구를 사용해요.

또 몸이 임신한 듯 착각하게 하여 배란을 하지 못하게 하는 약을 먹을 수도 있고, 수술을 통해 더는 정자와 난자가 만날 수 없도록 할 수도 있답니다.

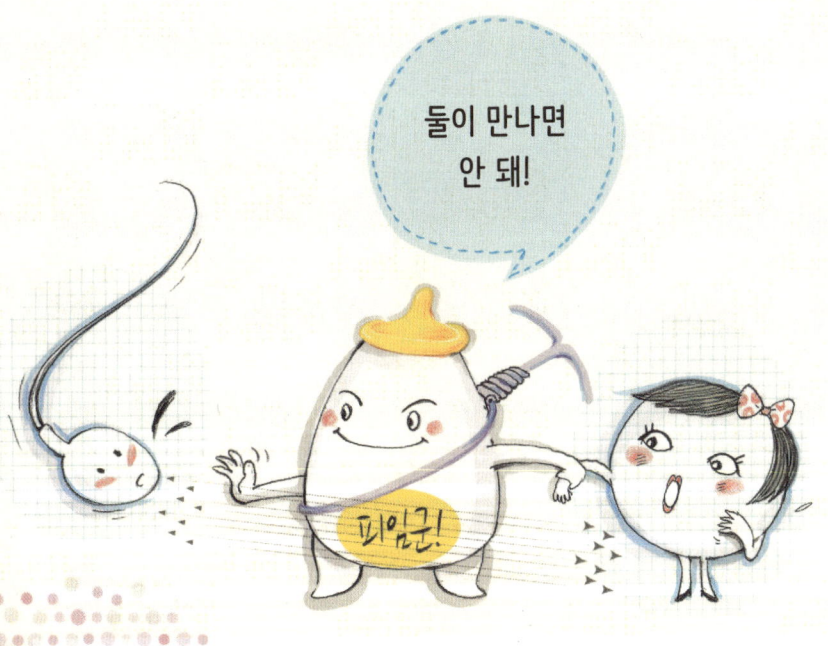

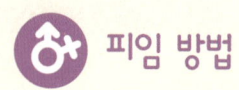 피임 방법

1. 여자는 한 달에 한 번 배란해요. 배란 전후 5~6일이 임신 가능한 기간이에요. 배란은 생리 예정일 14일 전에 일어나므로 배란일을 계산할 수 있어요.

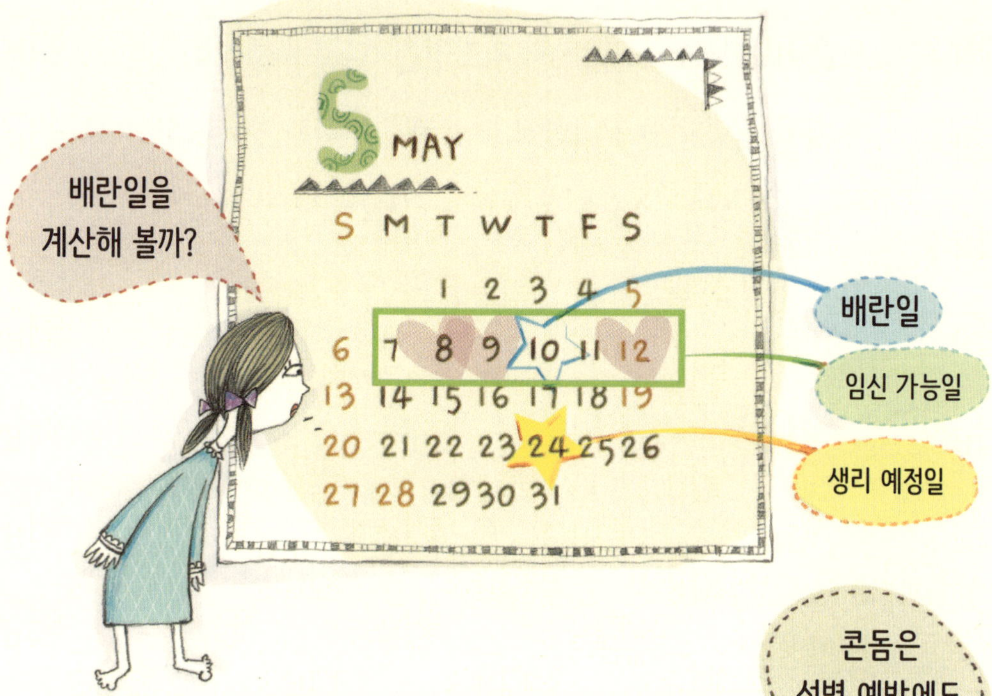

배란일을 계산해 볼까?

배란일
임신 가능일
생리 예정일

2. 발기한 남성의 음경에 씌워 사용하는 콘돔은 가장 일반적으로 쓰이고 있어요. 성병을 예방할 수 있어 널리 권장되고 있어요.

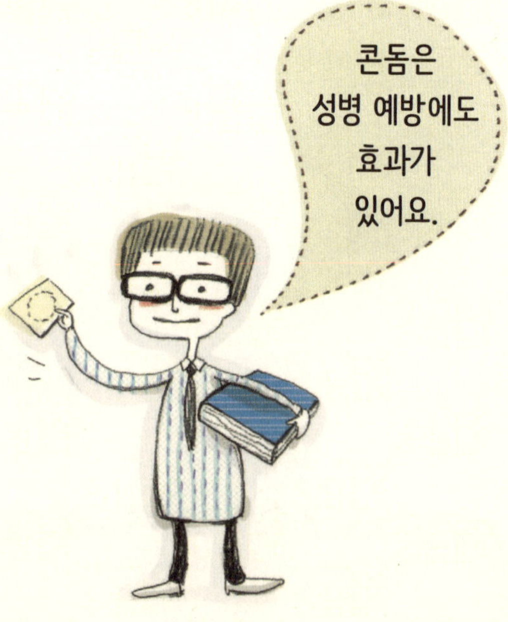

콘돔은 성병 예방에도 효과가 있어요.

❓ 호기심 장

엄마가 어리면 아이가 더 건강하지 않을까?

20세 이전 또는 35세를 넘겨 임신하면 산모나 아이가 심각한 위험에 빠질 수 있어요. 엄마 배 속에서 아이에게 질병이 생기거나 아기가 제대로 숨을 잘 쉬지 못해 뇌에 이상이 생길 수 있어요. 심지어 배 속에서 아이가 죽기도 해요.

특히 청소년기에 임신하면 몸속 기관이 다 자라기도 전에 아기가 태어날 수 있고, 임신 중에 받아야 할 검사를 제때에 받지 못해 몸무게가 2킬로그램이 채 안 되는 저체중 상태 또는 기형을 안고 태어날 수 있어요.

낙태는 무엇일까?

산모의 건강에 이상이 생겨서 또는 태어날 아기에게 심각한 기형이 있다고 의학적으로 판단될 때 인공적으로 유산할 수 있는데, 이를 '낙태'라고 해요.

임신한 지 13주가 넘으면 배 속 아기가 어느 정도 자란 상태라서 인공적으로 유산하면 매우 위험해요. 하지만 일부 청소년 미혼모의 경우, 개인 병원에서 시술받고 수술 후 관리를 받지 못해 건강을 해치는 일도 있어요.

낙태는 신체적으로뿐만 아니라 훗날 어른이 된 뒤에도 마음에 큰 상처로 남아 죄의식 또는 정신적 불안감으로 평생 고통을 받을 수 있어요.

10 이성 교제
나에게 관심이 없니?

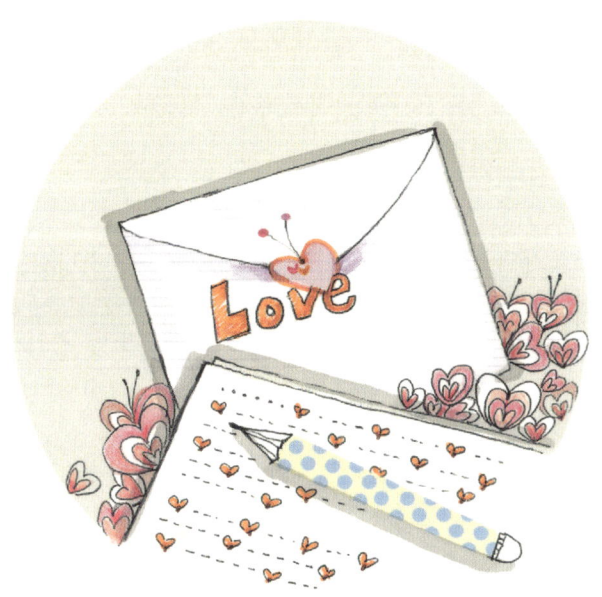

'오늘 교실 분위기가 수상하네.'

영주는 교실 문밖에서부터 묘한 기분이 들었어요. 왁자지껄 시끄럽던 교실이 조용했기 때문이지요. 설마 지각한 건가 착각이 들 정도였어요.

하지만 복도에는 몇몇 아이들이 뛰어다니며 놀고 있었어요. 영주 말고도 가방 메고 교실로 향하는 친구들도 있었지요.

영주보다 일찍 와서 자리에 앉아 있던 채린이는 웃는 건지 찡그리는 건지 모를 표정으로 영주에게 인사를 건넸어요.

"어, 편지네?"

교실 뒤편에는 남자아이들이 삼삼오오 모여 편지와 영주를 번갈아 쳐다보며 서 있었어요.

겉봉투에는 아무것도 쓰여 있지 않았어요. 영주는 대수롭지 않게 여기고 편지 봉투를 열어 편지를 읽어 내려갔어요. 영주는 몇 줄 읽지도 않고 교실 뒤쪽을 날카롭게 째려보았어요. 남자아이들 사이에 영수는 없었어요.

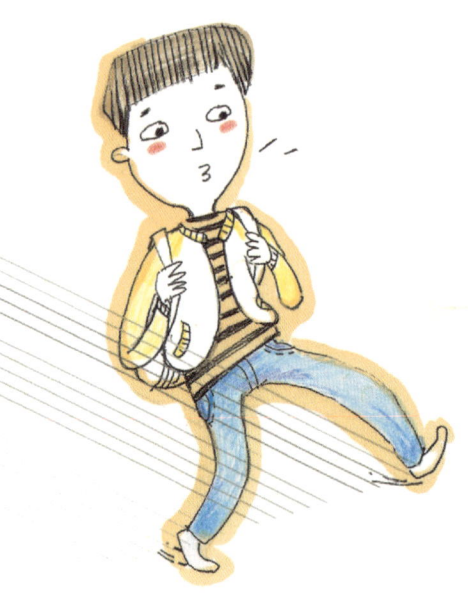

채린이가 살며시 영주에게 다가왔어요.

"무슨 편지야? 연애편지 맞지? 남자애들이 영수가 연애편지를 썼다면서 웅성대고 있더라고."

"영수 어디 있어?"

"애들이 놀리는데도 아무렇지도 않은가 봐. 옆 반에 갔어."

"이 녀석을 어떻게 하지? 아, 가뜩이나 가슴 크다고 놀림당하는데, 이번엔 편지로……."

"뭐라고 쓰여 있는데, 정말 영수가 너 좋대?"

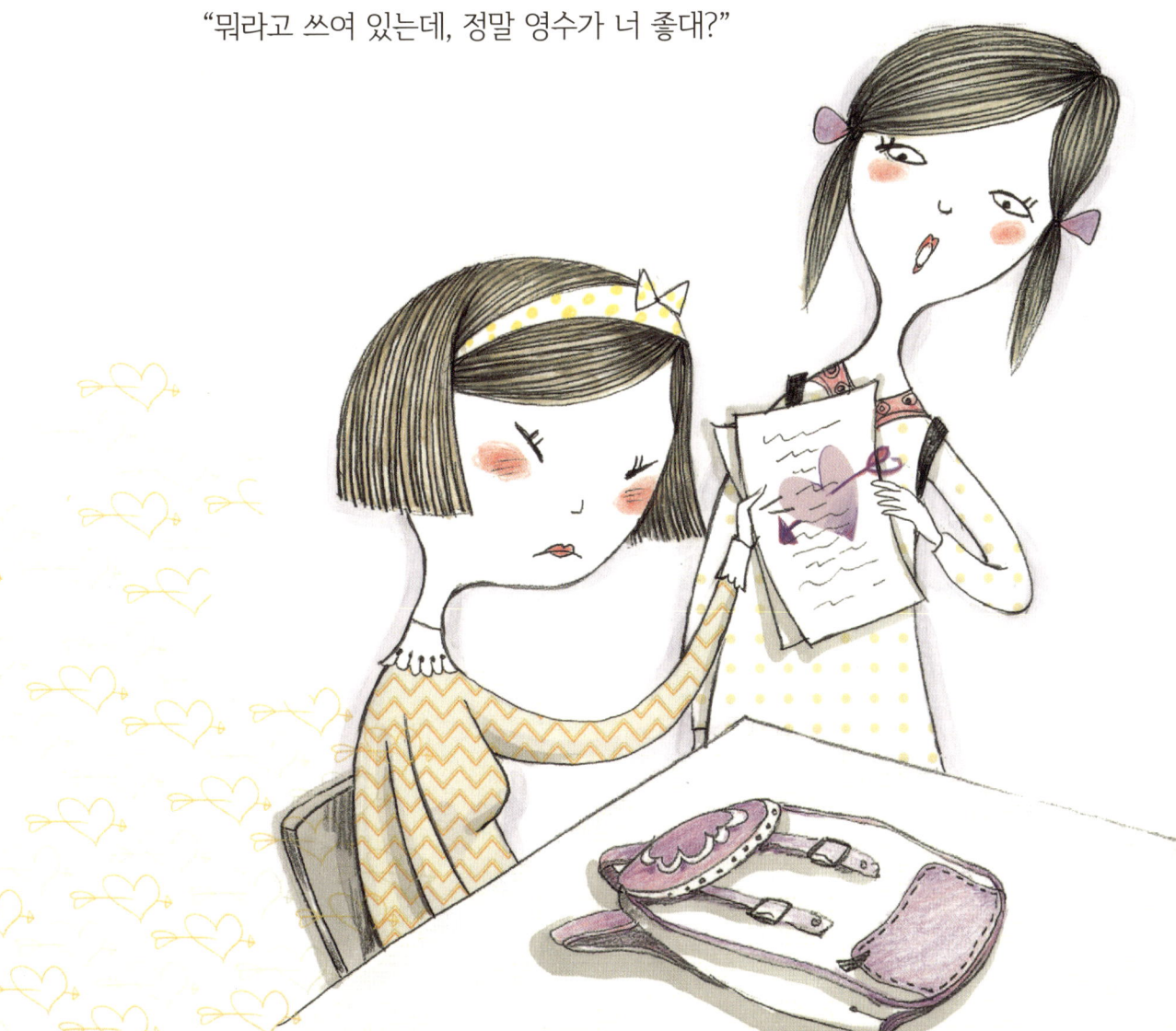

"쳇, 나랑 자기랑 이름이 비슷하다고 천생연분이란다. 내가 가슴이 큰 게 좋다나. 다른 애들과 달리 성숙해서 좋대. 이게 어딜 봐서 연애편지야. 아주 날 약 올리려고……."

채린이는 영주가 내미는 편지를 읽어 보았어요.

"너를 보면 가슴이 떨린다잖아. 정말 너 좋아하는 것 같아. 자기와 같은 마음이면 편지 말고 문자로 답해 달란다. 뭐라고 대답할 거야?"

영주는 어이없다는 표정으로 말했어요.

"말도 안 돼. 준형이 못지않게 나 엄청 놀리는 애거든."

"너 혹시 준형이 좋아해? 왜 준형이랑 비교해?"

영주는 두 손을 흔들며 고개를 절레절레 저었어요. 그러고는 복도를 향해 뛰어나갔어요. 그러다가 누군가와 부딪치고 말았어요. 바로 준형이었어요.

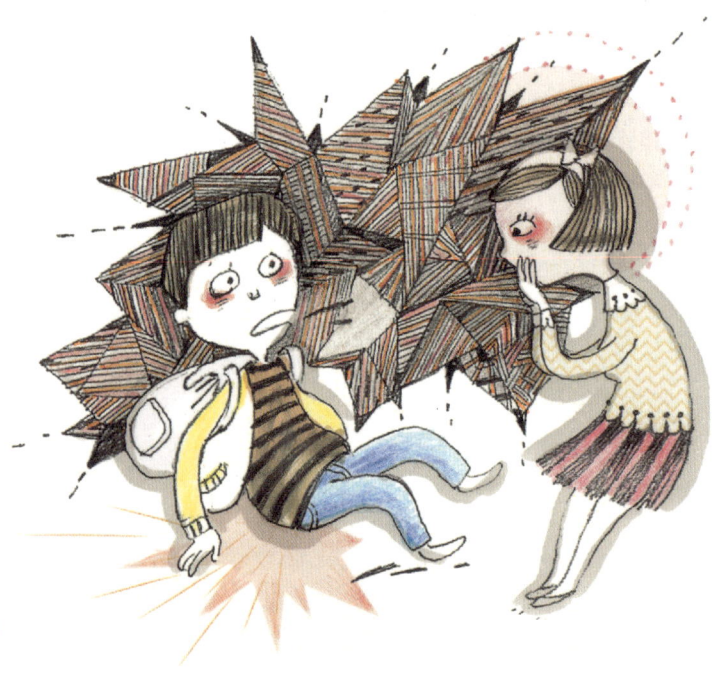

110

6 성장 일기

답답하네. 왜 아직 답이 없는 거지? 분명 편지 봤다고 애들이 그랬는데.

지금도 내 손에는 휴대 전화가 있다. 휴대 전화를 놓을 수가 없다. 저녁을 먹을 때도, 화장실을 갈 때도 손에서 내려놓을 수가 없다.

영주랑 단짝인 채린이는 영주가 어떤 마음인지 알 것 같은데. 몇 번이고 메시지를 보내려다 지우기를 반복했는지 모른다.

나 정도 생겼으면 괜찮은 거 아닌가. 공부도 제법 하고, 친구들도 많고. 꿈도 확실한데 말이야.

어쩌지? 그동안 내가 너무 놀려댔나. 그건 좋아하는 마음을 표현하지 못해서 그런 건데.

아무래도 조언을 구해야겠다. 누가 좋을까? 아빠? 아빠가 알면 5분도 안 되어 엄마도 알 테고. 그러면 공부는 안 하고 엉뚱한 생각을 한다고 엄청 잔소리 들을 게 뻔하다.

학원 선생님이 좋겠다. 문자를 보내 볼까.

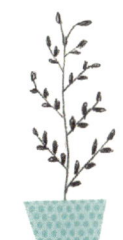

역시 1분도 안 됐는데 답이 왔다. 그런데 영주야, 너는 왜 답이 없니.

"녀석, 오늘 얼굴이 어둡더니. 고민이 있었네."

"그런데 왜 그 애는 아무 말도 없을까요?"

"평소에 그 애한테 어떻게 대했는데?"

선생님은 내 설명을 듣고는 이렇게 답했다.

"쉽지는 않겠다. 하지만 그 애한테 네가 믿을 만한 아이라는 점을 보여 주렴. 사람과 사람 사이에서 믿음만큼 중요한 건 없으니까 말이야."

"어떻게 하면 되는데요?"

"그게 네 숙제야. 누가 가르쳐 줘서 한다면 그건 진짜 네 마음이 아닐 수 있어. 더는 장난치지 말고 보살펴 주고 싶은 마음을 행동으로 보여 주렴."

🔍 돋보기 장

왜 사춘기가 되면 유독 이성에게 관심이 생기는 걸까?

사람은 누구나 호감 가는 이성과 가까워지고 싶어 하고 사귀고 싶어 하지요. 이는 당연한 욕구이므로 그런 마음을 이상하게 여길 필요가 없어요.

특히 사춘기에는 성호르몬이 많이 분비되기 때문에 자연스레 이성에 대한 궁금함과 성적 호기심이 커져요.

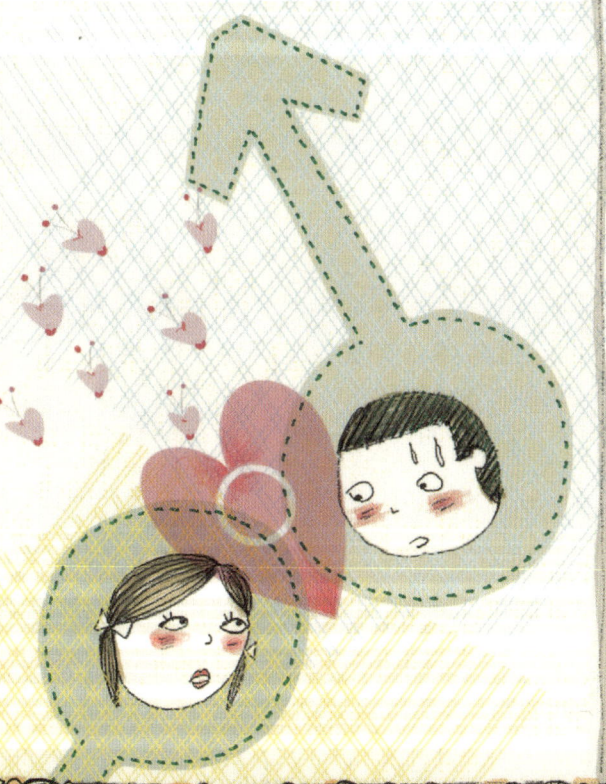

왜 어른들은 남자 친구나 여자 친구가 생겼다고 하면 걱정하는 것일까?

건전한 이성 교제는 즐겁고 유쾌한 일상을 보내게 해요. 어른이 되어 결혼할 나이가 됐을 때 배우자를 선택하는 데도 좋은 영향을 끼치지요.

하지만 이성 친구와 함께 있으면 만지고 싶고 키스하고 싶은 마음이 들어요. 몇몇 아이들은 호기심에 성관계를 맺고 싶어 해요. 아직 성에 대해 잘 모르는 사춘기 때는 호기심만으로 이성 친구와 성관계를 하는 등 준비되지 않은 행동을 해서 여러 좋지 않은 문제를 일으킬 수 있어요.

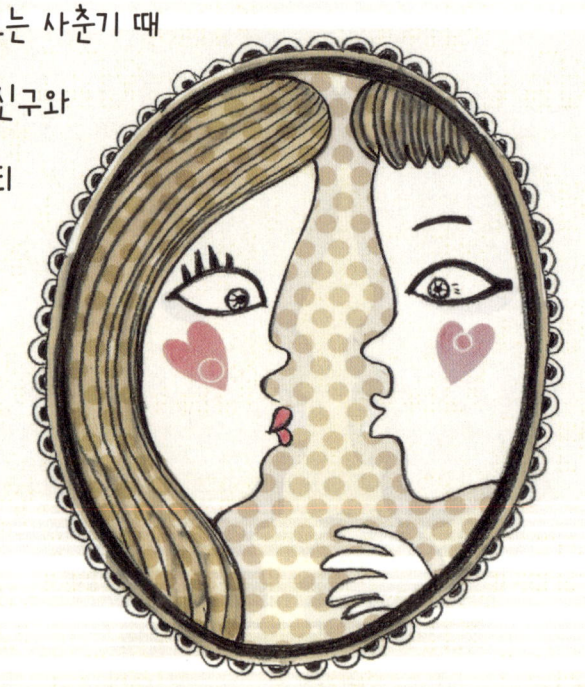

❓ 호기심 장

이성 교제를 하면 성관계를 하게 될까?

반드시 그런 일이 생기는 것은 아니지만, 성적으로 호기심이 왕성한 친구들의 경우에는 여러 이유를 들어 요구하지요.

"커서 너랑 결혼할 거니까. 우리 한 번만 하자. 나 못 믿는 거야?"

"사귀면 다 하는 거야."

"그게 어떤 느낌인지 궁금하지 않아?"

"영화에서 하는 것처럼 한번 해 보자."

"내 친구들은 사귀는 애들이랑 다 했어. 나도 해 보고 싶어."

"하지 않겠다면 그만 헤어져."

내가 좋아하는 사람이 부탁하는데 "안 돼"라고 단호하게 말하기가 어렵지요.

하지만 자칫 순간의 감정이나 상황에 휩쓸려 성관계를 갖는다면 책임지지 못할 결과로 후회하게 될 수도 있답니다. 그러므로 함부로 해서는 안 돼요.

미래의 성관계에 대해 생각해 보기

다음 다섯 가지 질문에 대해 생각해 보고 답해 보세요.

1. 나는 언제 이성과 성관계를 할 것인가? 왜 그렇게 결정했는가?

   내 행동에 책임질 마음이 준비되어 있는지, 부모님이나 친구에게 인정받을 수 있는지, 이후에 일어나는 일에 대해 경제적, 사회적, 정신적으로 책임질 수 있는지 생각해 봐야 해요.

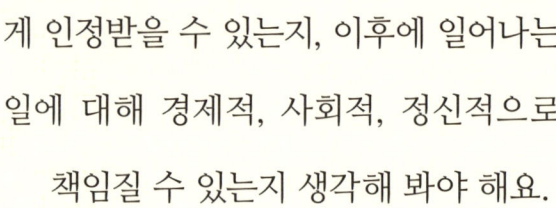

나는 내 행동에 책임질 준비가 되어 있을까?

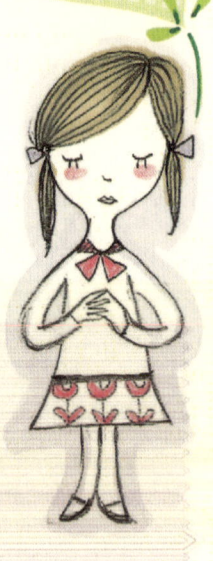

2. 나는 어디에서 성관계를 하고 싶은가? 왜 그곳으로 결정했는가?

   위생적인 곳인지, 서로 마음이 편한 곳인지, 서로가 원하는 곳인지 생각해 봐야 해요.

3. 나는 누구와 성관계를 하고 싶은가?

상대방이 전염병에 걸렸거나 성병에 걸린 건 아닌지, 만일 임신하게 된다면 어떻게 대처할지, 서로 같은 생각을 하는지 생각해 봐야 해요.

4. 나는 어떻게 성관계를 하고 싶은가?

서로 즐거운 경험을 하고 싶다면 각자 원하는 게 무엇인지, 피임은 어떻게 할지, 피임 방법은 어떤 게 있는지 생각해 봐야 해요.

5. 내가 성관계를 한다면 그 이유는 무엇인가?

아기를 낳으려고 하는 건지, 즐거움만을 위한 건지, 상대에게 진정 사랑하고 있음을 보여 주기 위함인지 생각해 봐야 해요.

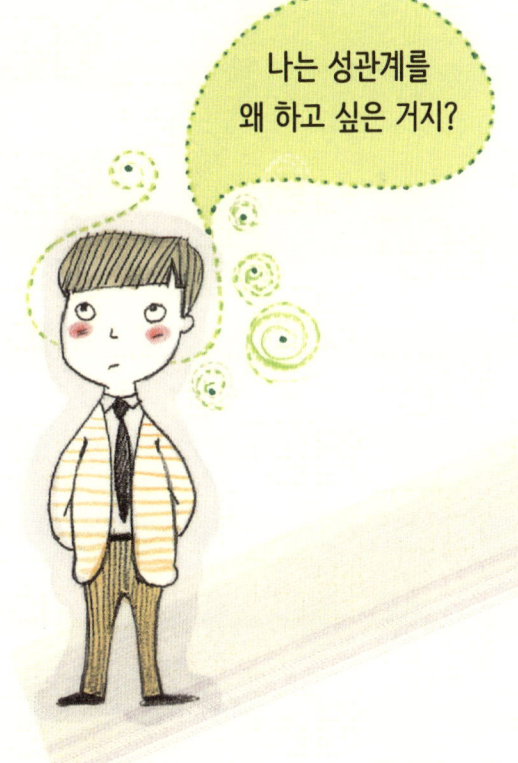

나는 성관계를 왜 하고 싶은 거지?

11 음란물 자꾸 보고 싶어요

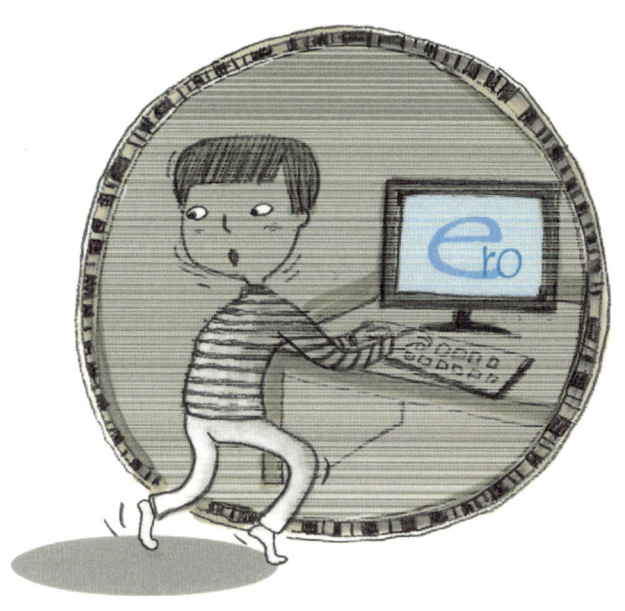

"야, 너 안 나가? 좋은 말로 할 때 빨리 나가라."

준형이는 형 방에서 쏜살같이 나왔어요. 가슴에 손을 대니 심장이 마구 뛰었어요. 형 방을 힐끔 쳐다보며 말했어요.

"형, 그게 뭐야? 와, 심장 떨린다. 엄마가 알면 뭐라고 할까?"

컴퓨터 화면이 까맣게 됨과 동시에 형이 자리에서 일어났어요.

"너 내가 나가면 어떻게 되는지 알지. 조용히 해라. 한 대 맞기 전에."

"알았어. 엄마한테 아무 말도 안 할게. 나 공부할 거야. 내 방에 오지 마."

제 방에 들어온 준형이는 눈을 마구 비비고, 머리를 마구 흔들었어요. 가슴에 손을 대보니 여전히 심장이 쿵쾅쿵쾅 뛰었어요.

잠시 뒤 현관문이 닫히는 소리가 들렸어요. 준형이는 시계를 보았어요. 형이 학원에 갈 시간이 된 거예요.

준형이는 집에 아무도 없는데도 발소리가 나지 않게 형 방으로 갔어요. 그리고 컴퓨터를 켰어요.

까만 화면이 점점 밝아지면서 파란색이 됐다가 알록달록해졌다가 이나 바우어를 하고 있는 김연아의 사진 위로 스무 개쯤 깔린 아이콘이 눈에 들어왔어요. 빛의 속도로 폴더의 이름을 훑었어요.

순간 준형이의 눈빛이 반짝였어요. 다른 건 모두 폴더를 만들 때 자동으로 붙은 이름이었지만, 유독 하나만 달랐어요.

'쳇, 자기 주도 학습법? 난 형이 스스로 공부하는 걸 본 적이 없네.'

준형이의 짐작은 틀리지 않았어요. 그 안에는 수백 장에 이르는 사진이 있었어요. 하나같이 옷을 벗었거나 속옷만 입은 여자 사진이었어요.

"와, 왜 이리 덥지?"

준형이는 입고 있던 셔츠를 벗었어요. 반소매 차림이었지만, 준형이의 얼굴은 붉게 물들어 있었어요.

그날 밤 준형이는 한숨도 못 잤어요. 머릿속에 자꾸만 벌거벗은 여자들이 떠올랐기 때문이에요.

"아, 왜 이리 찝찝하지?"

준형이는 얼굴을 찌푸리며 팬티를 살펴보았어요. 그러고는 어기적거리며 욕실로 향했어요.

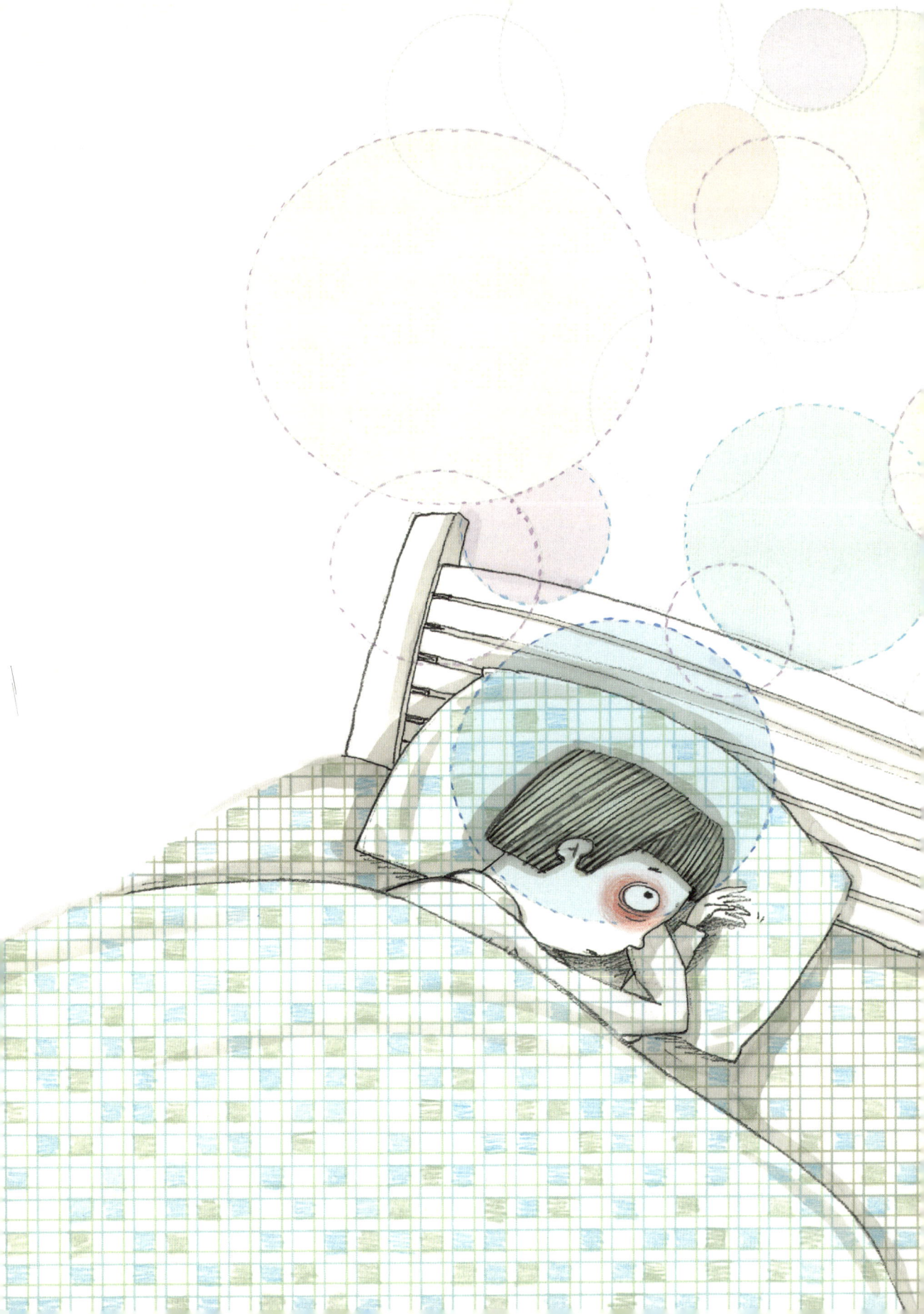

🌱 성장 일기

엄마가 알았을까? 분명 어제 아침에 몰래 팬티를 빨아서 널어놓았는데, 학교에 갔다 오니 내 방 책상에 얌전히 개켜져 있었다.

지난달에 처음 하고 이번 달에도 하고 말았다. 혹시 여자처럼 매달 하는 건 아니겠지?

학교에서는 정말이지 이상한 경험을 했다. 더는 영주를 놀릴 수가 없다. 그 애를 본 순간 갑자기 아랫도리가 뜨거워졌기 때문이다. 아무래도 어제 본 사진 때문인 것 같다. 자꾸만 영주 가슴에 눈이 간다. 영주가 벌거벗은 것만 같다. 분명 옷을 입고 있는데, 이상하게도 내 눈엔 그 옷이 하나도 보이지 않았다.

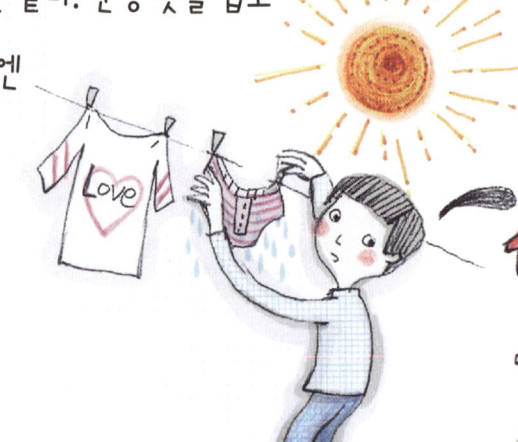

집에 와선 자꾸만 형 방 앞을 어슬렁거리게 됐다. 그럴 때마다 엄마랑 눈이 마주쳤다.

"형 학원 갔어. 형 오면 알려 줄게. 형하고 싸웠어?"

엄마는 맨날 형하고 싸우기만 하는 줄 아나.

"엄마, 오늘은 어디 안 가요?"

"왜? 오늘은 아무 데도 안 갈 거야. 손님이 올 거거든."

나도 내 방에 컴퓨터가 있으면 좋겠다. 왜 형만 사 주고 난 안 사 주는 거야. 엄마 아빠한테 이르면 형도 컴퓨터를 못 하겠지? 크크크.

아니다, 그랬다간 만날 두들겨 맞을 것이다. 형이 때리면 얼마나 아픈지 모른다.

내가 태권도를 배우는 것도 다 형 때문이다. 하지만 관장님은 남을 때리기 위해서가 아니라 자신을 보호하고 강한 정신력을 기르기 위해 태권도를 배워야 한다고 했다.

그래, 참자. 착한 내가 참아야지.

🔍 돋보기 장

왜 어른들은 야한 영화나 사진을 보면서 아이들한테는 못 보게 하는 걸까?

노출이 심하고 자세가 건전하지 못하거나 노골적으로 성행위를 하는 장면이 담긴 사진, 동영상, 그림, 만화 등을 '음란물'이라고 해요. 이는 성에 대해 호기심을 불러일으키거나 성관계를 하고 싶은 마음이 들게 해요.

성에 대해 잘 알고 있는 어른들은 이런 욕구를 자제할 수 있지만, 아이들은 그렇지 못하기 때문에 자칫 타인에게 해를 끼칠 수 있어요. 또 음란물은 성적으로 수치심을 안겨 주거나 성에 대해 잘못된 인식을 심어 줄 수 있어요.

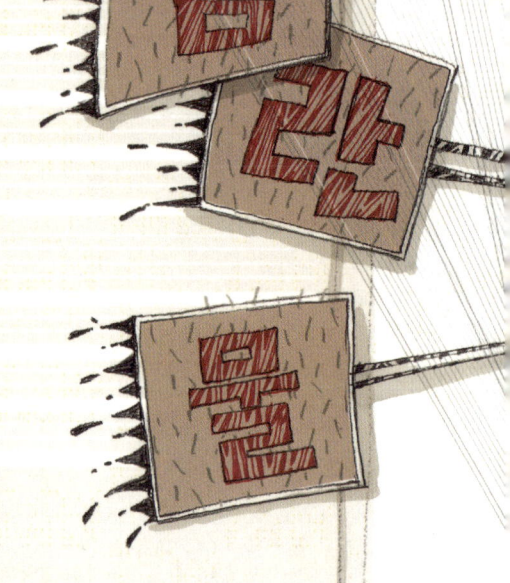

왜 어른들은 음란물을 만들까?

성관계는 사랑하는 사람과 나누는 소중한 사랑의 표현 방법이에요.

그래서 다른 사람들 앞에서 공공연하게 드러내지 않지요.

그러나 일부 어른들은 성관계하는 장면이나 성관계를 연상시킬 만큼 야한 모습을 담은 장면을 만들어 돈을 벌지요.

심지어 많은 사람을 충격에 빠뜨릴 정도로 이해하기 힘든 장면들을 담아 성에 대해 잘 모르는 청소년들의 호기심을 자극하기도 해요.

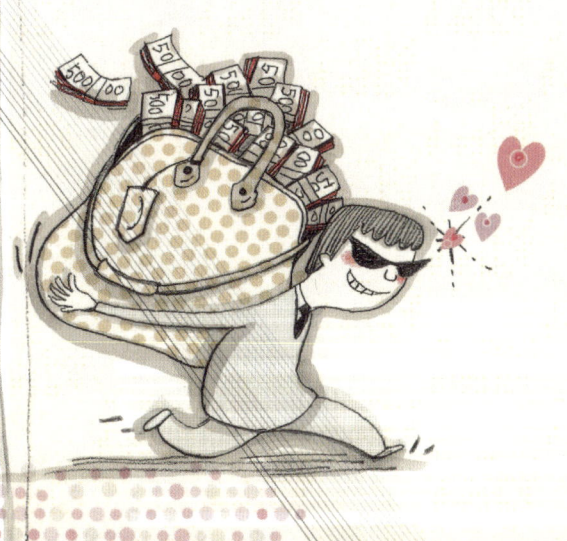

❓ 호기심 장

음란물을 보면 실제로 할 때 도움이 되지 않을까?

한 실험 연구 결과에 따르면, 음란물을 본 사람들은 성관계를 맺은 상대의 외모나 성적인 능력에 불만을 느끼게 된다고 해요. 점차 더 자극적인 경험을 원하게 되고요.

이는 아름답고 특별한 성관계를 맺는 데 방해가 될 뿐만 아니라, 자위행위에 몰입하게 만들기도 해요.

심한 경우 사이버 섹스에 빠지는 등 정상적인 성관계를 맺지 못할 수도 있어요.

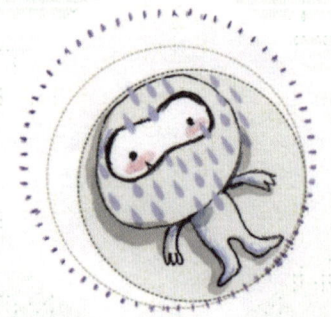

음란물을 보게 되면 무슨 문제가 생길까?

음란물은 주로 성관계를 다루는데, 처음 만난 사이라도 할 수 있고, 큰 즐거움을 안겨 준다고 믿게 해요. 또 사람의 성을 돈벌이 수단으로, 사람의 몸을 성적 쾌감을 느끼는 아주 좋은 장난감으로 여기게 해요.

공부나 일에 좋지 않은 영향을 끼칠 수 있고, 진정한 사랑에 방해될 수 있음을 알려 주지는 않아요. 더욱 위험한 점은 상대에게 고통을 주거나 고문을 주고받는 식의 변태적 성적 자극을 보여 주거나 여럿이서 성관계를 맺거나 아이를 대상으로 성관계하는 장면을 담아 건강한 성 관념에 해를 끼쳐요.

문제점

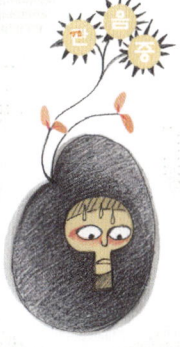

1. 성폭력, 성범죄 증가의 원인이 돼요.
2. 여성에 대한 비하 또는 차별 의식을 심어 줘요.
3. 음란물 중독, 애정 불감증, 신체 일부에 대한 비정상적 성욕 등으로 이어져요.
4. 강간범에 대해 관대한 태도를 보이게 되고, 성적 평등에 반대, 결혼의 가치를 의심하는 등 도덕적으로 타락하고 공격성이 높아져요.

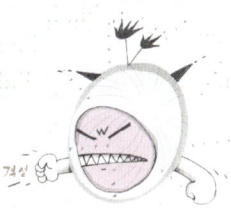

12 궁금이의 떳떳한 고자질
자위행위

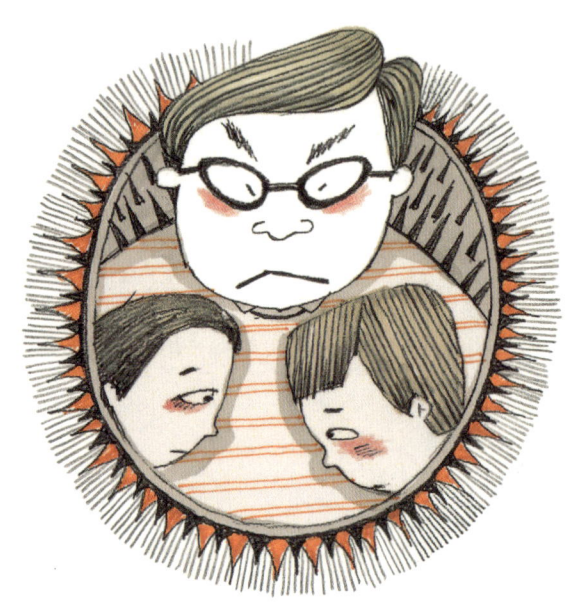

"왜 이리 소란스러워? 윤찬이와 준형이는 복도로 나와!"

선생님의 얼굴은 금방이라도 용암을 뿜어낼 듯한 활화산처럼 붉게 달아올랐어요. 형제처럼 잘 지내던 윤찬이와 준형이가 교실 바닥에서 뒹굴면서 치고받고 싸웠기 때문이지요.

준형이의 손에는 잡지 하나가 들려 있었어요. 준형이가 흥분해서 손을 흔들 때마다 장난꾸러기 사내아이가 여자아이 치마를 들치듯 살구색 속살이 보일 듯 말 듯 했어요.

"이거 형 거란 말이야. 다시 몰래 갖다 놓아야 한다고."

윤찬이는 대수롭지 않다는 투로 말했어요.

"새것도 아닌데 뭘 그리 예민하게 구는 거야. 더는 볼 것 같지도 않은데. 그냥 갖다놔도 네 형은 모를 거야."

"그럼 찢은 거 내놔. 다시 붙여 놓게."

"쳇, 치사하긴. 네가 가지려고 그러지?"

"웃겨, 나를 뭐로 보고. 친구라는 녀석이 남의 물건이나 함부로 망가뜨리고."

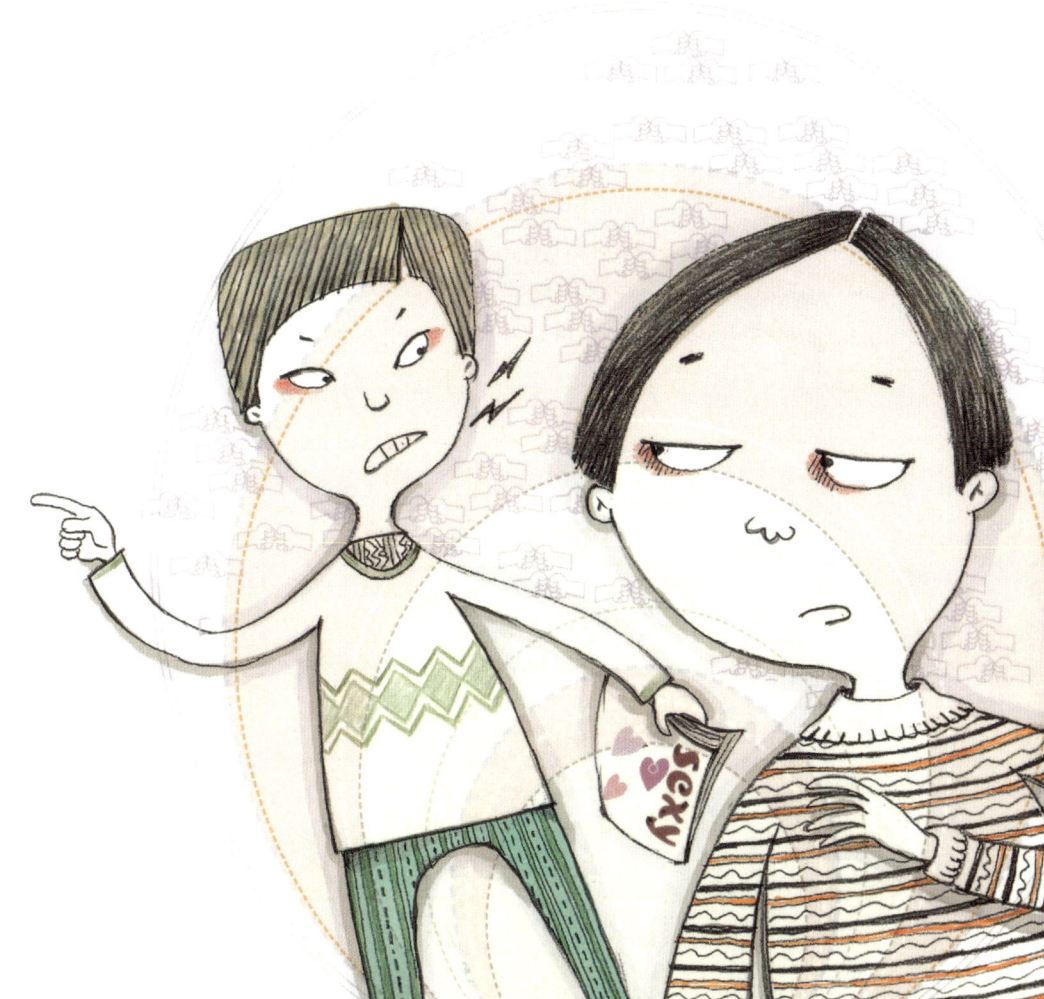

주변의 아이들은 싸움이 금방 끝날 것 같지 않아 말리고 싶었지만, 준형이와 윤찬이가 키가 크고 덩치가 좋은 탓에 쉽게 끼어들지 못했어요.

"저기, 얘들아…… 선생님 오시면 어쩌려고……."

반장이 한마디 해 봤지만, 둘은 전혀 아랑곳하지 않았어요. 그러다가 윤찬이가 한마디 내뱉었어요.

"자위행위나 하는 주제에."

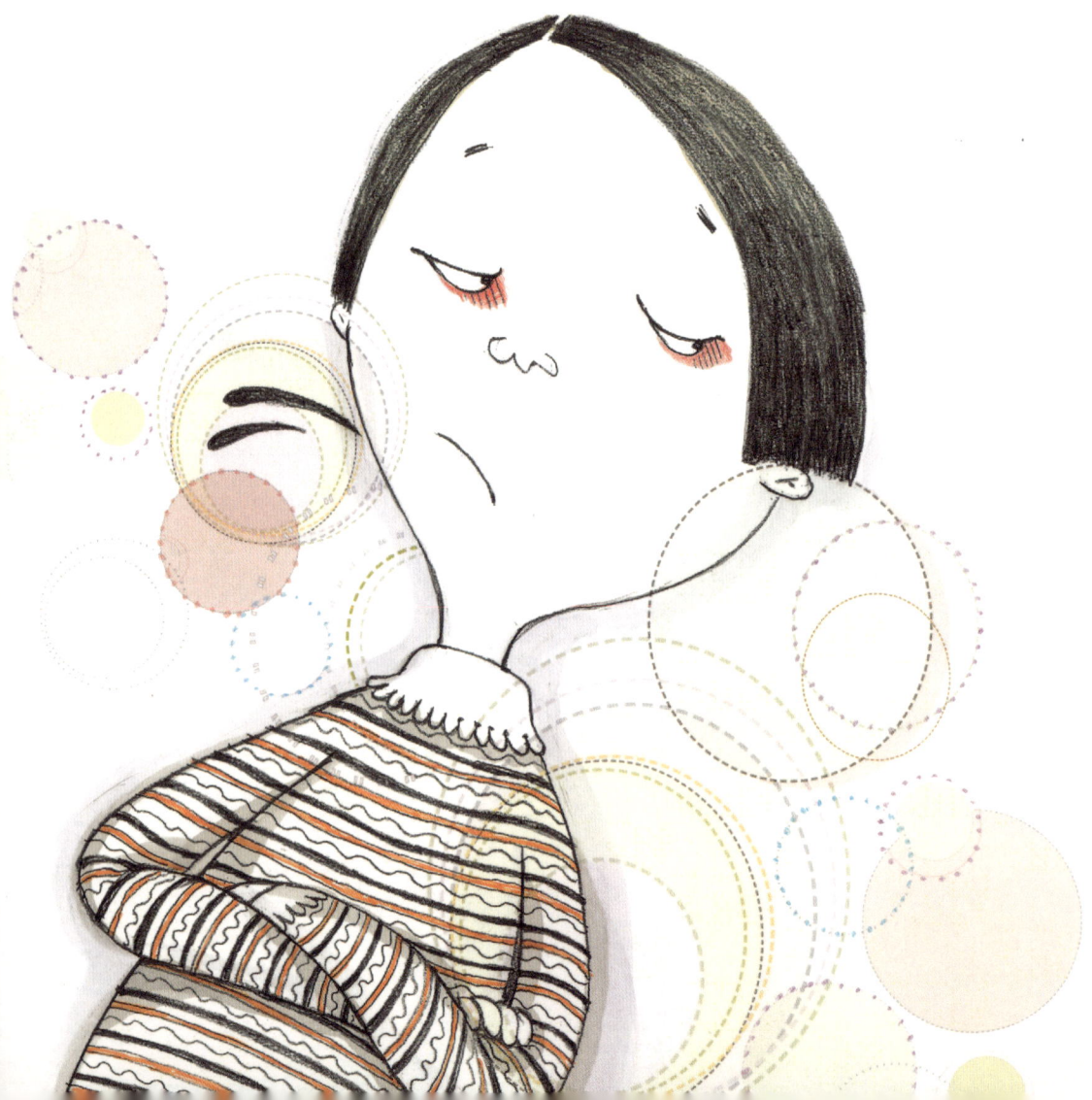

상황을 지켜보던 아이들 표정이 두 가지로 나뉘었어요. 그 말이 무슨 뜻인지 아는 아이들은 입을 벌린 채 멍하니 윤찬이와 준형이를 바라보았고, 나머지는 서로 다른 친구들의 얼굴만 쳐다보았어요.

　그사이 둘은 뒤엉켜서 서로 주먹질을 해댔어요. 한 번은 준형이가 밑에 깔려 윤찬이한테 맞고, 또 한 번은 윤찬이가 깔려 준형이한테 맞고. 이렇게 엎치락뒤치락하며 주먹을 주고받았어요.

　지금 둘이 악수하고 있어요. 선생님 앞에서 억지로 하려니 준형이와 윤찬이의 표정이 썩 좋지는 않네요. 과연 이 두 사람은 다시 친구로 지낼 수 있을까요?

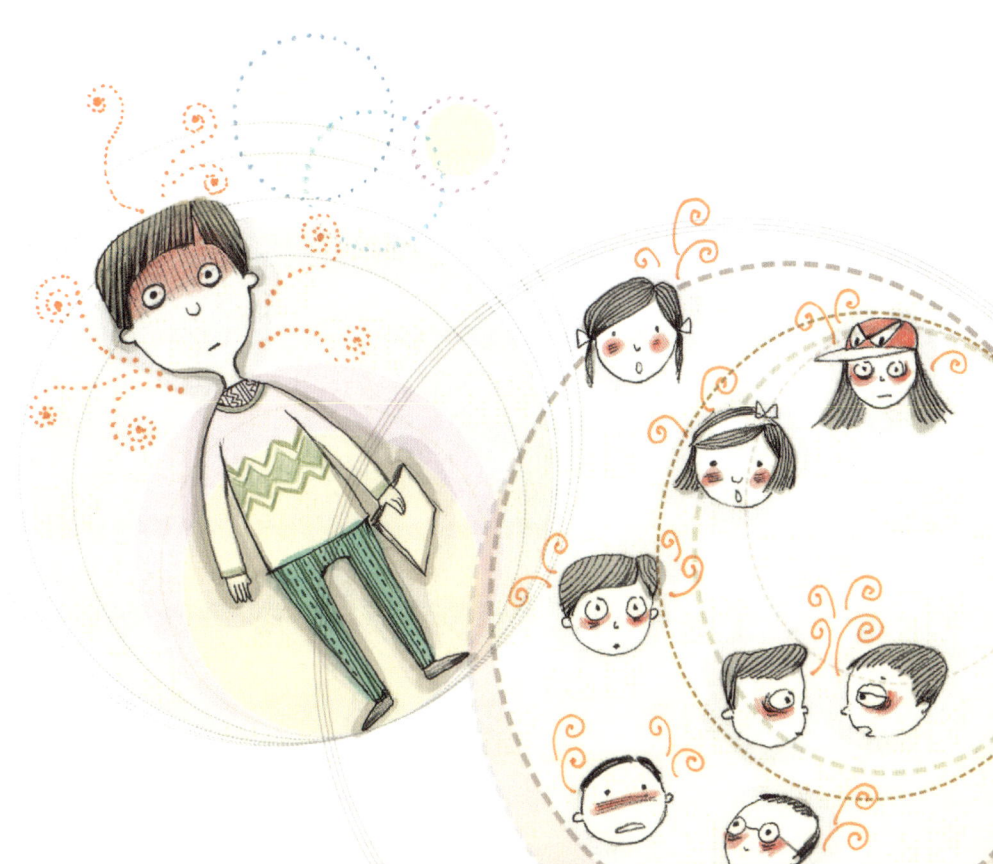

♀ 성장 일기

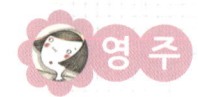 영주

통통 부은 얼굴 때문에 엄마를 속일 수 없었다. 나는 자초지종을 설명했다. 나는 심각한데 엄마는 박장대소하면서 내게 좋아하는 사람이 생겼다며 좋아했다.

내가 계속 침울한 얼굴을 하자, 엄마는 좋아하는 마음이 사라졌느냐고 물었다.

언젠가부터 나한테 장난도 안 치고, 나랑 눈이 마주치면 쑥스러운 얼굴로 피해서 나를 좋아하는 줄 알았다. 그런데 그게 아니었다. 사실 아빠가 남자애들은 좋아하는 애한테 그 마음을 잘 표현하지 못해서 장난을 친다고 해서 나는 그 말을 믿었다.

그런데 오늘 보니 그동안 내 가슴이 크다고 놀린 건 야한 잡지를 봐서 그런 거였다. 날 보고 쑥스러워한 게 아니라 내 가슴을 보고 이상한 생각이 들어서 그런 거였다.

엄마는 성적 호기심에 야한 잡지를 보거나 자위행위를 하는 건 자연스러운 욕구라고 했다.

"남자아이들은 사춘기가 되면 성적 호기심이 왕성해져. 여자애들은 수치심 때문에 야한 사진이나 동영상 같은 것을 보기보다는 잘생긴 가수나 배우들에 관심을 많이 보이지."

엄마 말과 달리 나는 자위행위가 자연스러운 욕구라고 생각되지 않는다. 그건 자기가 자신의 몸을 스스로 만지는 것 아닌가. 그런데 엄마가 들려준 이야기에 깜짝 놀랐다.

"아기들도 자위를 한단다."

아기는 자신의 성기를 만지거나 어른들의 허벅지에 비벼대면서 논다고 했다. 이런 행동이 무언가 만족스럽지 못해서 하는 게 아니라 아주 정상적이란다.

아기들도 자위를 한다니 생각을 바꾸지 않을 수 없다. 과연 우리 반 남자아이들도 자위행위를 할까? 여자애들도? 나도 아기 때 했을까? 엄마한테 물어볼 수도 없고. 기억 안 나니까 난 안 한 걸로.

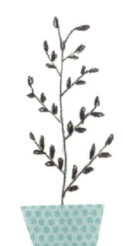

🔍 돋보기 장

자위란 무엇일까?

남자와 여자가 성관계를 하면 아주 기분 좋은 전율 또는 떨림을 느끼게 되는데, 이를 '오르가슴'이라고 해요. 성적 쾌감이 최고조에 이른 상태를 말해요.

스스로 성기를 문질러도 이와 비슷한 느낌을 얻을 수 있는데, 이런 행위를 '자위'라고 해요.

자위는 손이나 다른 물건으로 자기의 성기를 자극하거나 성기가 아닌 다른 성감대를 자극해서 해요.

하지만 아주 사적이고 은밀한 행위이므로 다른 사람에게 보이지 않게 해야 해요.

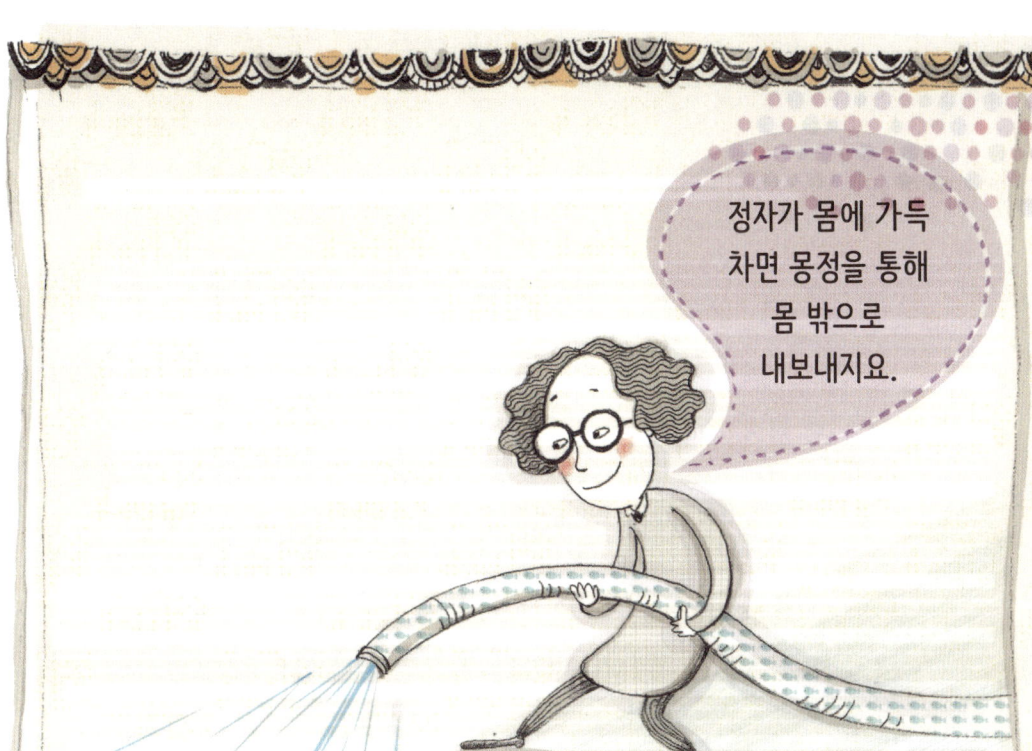

자위하는 건 창피한 행동일까?

위생적으로 좋지 않거나, 습관적으로 너무 자주 하거나, 자위행위를 하고 크게 자책하거나, 성기에 상처가 날 정도가 아니면 전혀 이상할 게 없어요.

또 고환에서 정자가 만들어지면 부고환에 잠깐 머물게 되는데, 여기에 정자가 가득 차면 몽정을 통해 몸 밖으로 내보내거나 자연적으로 몸속으로 흡수돼요. 자위를 하면 몽정을 하지 않고도 정자를 내보낼 수 있어요.

❓ 호기심 장

자위행위를 하고 나면 후회하는데, 하지 않으려면 어떻게 해야 할까?

자위행위는 죄가 아니에요. 또 아무리 성적인 생각을 하지 않으려 해도 그건 불가능하니까 너무 애쓰지도 마요. 성적인 것들이 자꾸만 떠올라서 괴롭다면, 언젠간 만나게 될 아내 또는 남편과 할 성관계가 가장 아름다운 것이라고 생각해요. 그것도 힘들다면 농구나 축구 같은 격렬한 운동을 하거나 악기를 연주하거나 집중을 잘할 수 있는 재미있는 일을 해 봐요.

여자도 자위행위를 할까?

성적 욕구나 쾌감은 남자나 여자나 모두 느끼기 때문에 자위행위를 하고 싶어 하는 마음은 여자도 다를 게 없어요. 자위행위는 남자든 여자든 나이가 많든 적든 누구에게나 일어나는 일이에요.

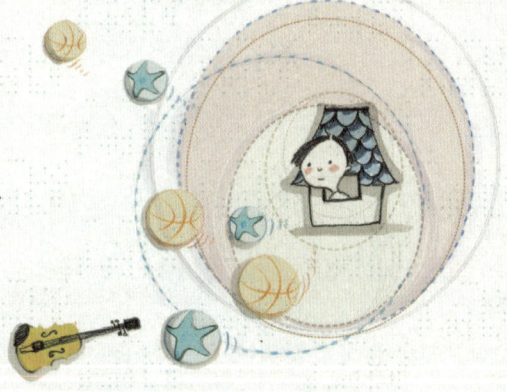

몽정은 꿈을 꿀 때마다 하게 되는 걸까?

몽정은 잠을 자다가 꿈속에서 성적인 쾌감을 얻으면서 정액을 내보내는 것을 말해요. 이는 성욕을 조절하는 자연스러운 현상으로, 반드시 야한 꿈을 꾼다고 해서 하는 건 아니에요.

성적 능력이 있는 성인 남성이 성행위나 자위행위를 하지 않아 정액을 배출하지 않으면 한 달에 2~3번 정도 몽정을 하게 돼요. 만일 몽정하지 않으면 고환이나 전립선 등에서 정액이 흡수돼요.

여자도 몽정을 할까?

여자도 잠을 자는 중에 질액을 몸 밖으로 내보내기도 해요. 다만 질액은 금방 마르기 때문에 자면서 질액이 분비됐는지 잘 모르지요.

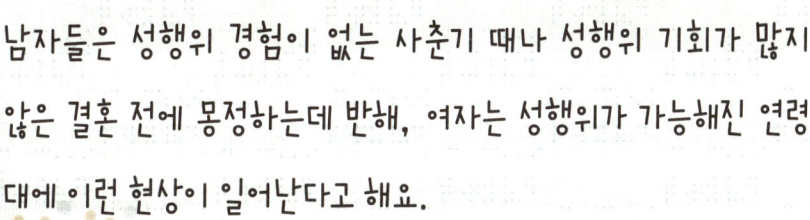

남자들은 성행위 경험이 없는 사춘기 때나 성행위 기회가 많지 않은 결혼 전에 몽정하는데 반해, 여자는 성행위가 가능해진 연령대에 이런 현상이 일어난다고 해요.

13 동성애 친구끼리?

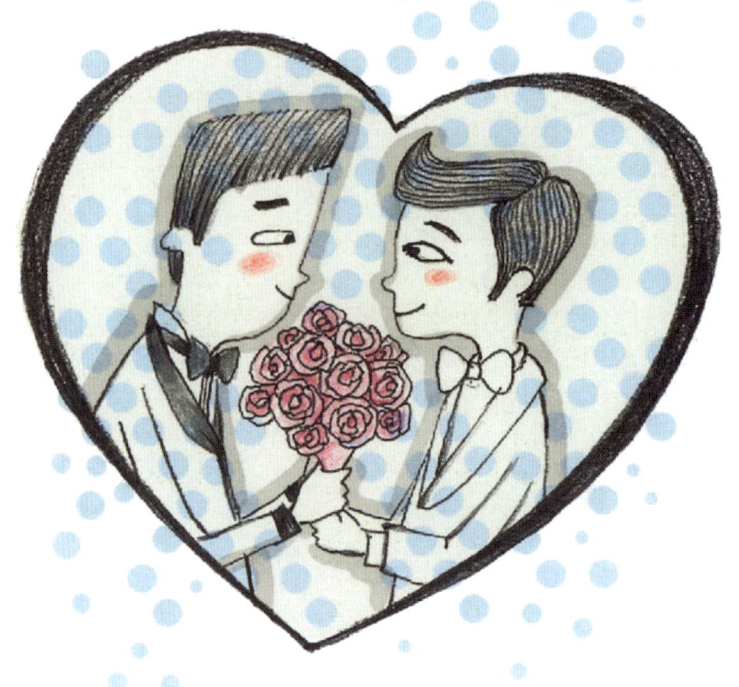

"민호가 왜 나를 보자는 거지? 같은 반도 아닌데 나한테 무슨 볼일이 있담?"

영주는 혼잣말하면서 민호가 있는 곳으로 갔어요. 병설 유치원 옆 공터였어요. 그곳에는 영주는 올라탈 수조차도 없는 작은 미끄럼틀과 시소가 놓여 있었어요.

"왔구나."

"왜 보자고 한 거야?"

"영수는 나랑 가장 친한 친구야. 네가 영수의 편지에 답해 주지 않아서 영수가 무척 상심해 있어."

"그게 너랑 무슨 상관인데?"

"영수가 속상해하는 것을 보고 있자니 내가 답답해서 그런다."

"그 정도로 친한 사이였어? 그럼 네가 대신 사귀지 그러니?"

민호는 인상을 찌푸리며 영주 앞으로 가까이 다가갔어요.

"내가 무슨 동성애자도 아니고, 남자끼리 사귀라고? 영수는 네가 좋다잖아."

영주는 눈을 부릅뜨고 민호를 노려봤어요.

"아무리 너희가 친한 친구 사이라 해도 이건 아닌 것 같다. 그리고 난 영수한테 관심 없거든."

"뭐라고?"

"영수 착하고 좋은 애 맞아. 하지만 그 애는 내 타입이 아니야."

민호는 어이없다는 듯 웃었어요.

"그러면 빨리 답해 줘야 할 거 아니야."

"영수는 눈치도 없다니? 그날 이후로 영수랑 제대로 눈 마주친 적도 없고, 말도 해 본 적 없거든."

그때였어요. 채린이와 영수가 숨을 헐떡이며 뛰어왔어요. 영수는 민호에게 다가가 팔을 잡아끌며 말했어요.

"영주야, 미안. 내가 민호한테 고민을 털어놓았더니 걱정을 많이 했나 봐. 다시는 이런 일 없게 할게. 그리고 편지도 미안."

영주가 대꾸할 새도 없이 영수는 민호에게 어깨동무를 하며 서둘러 교문을 빠져나갔어요. 영주는 방금 무슨 일이 일어난 건지 묻는 표정으로 채린이를 바라봤어요.

"쟤들 좀 봐. 둘이 사귀는 것 같지 않니? 정말 영수가 날 좋아하는 건 맞아?"

채린이는 영수와 민호의 뒷모습을 빤히 바라보았어요. 그런다 한들 상관없다고 생각하면서 말이죠.

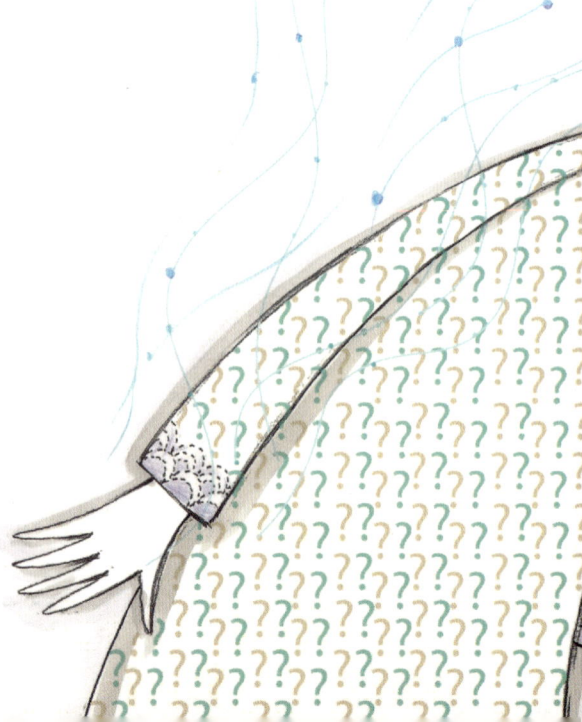

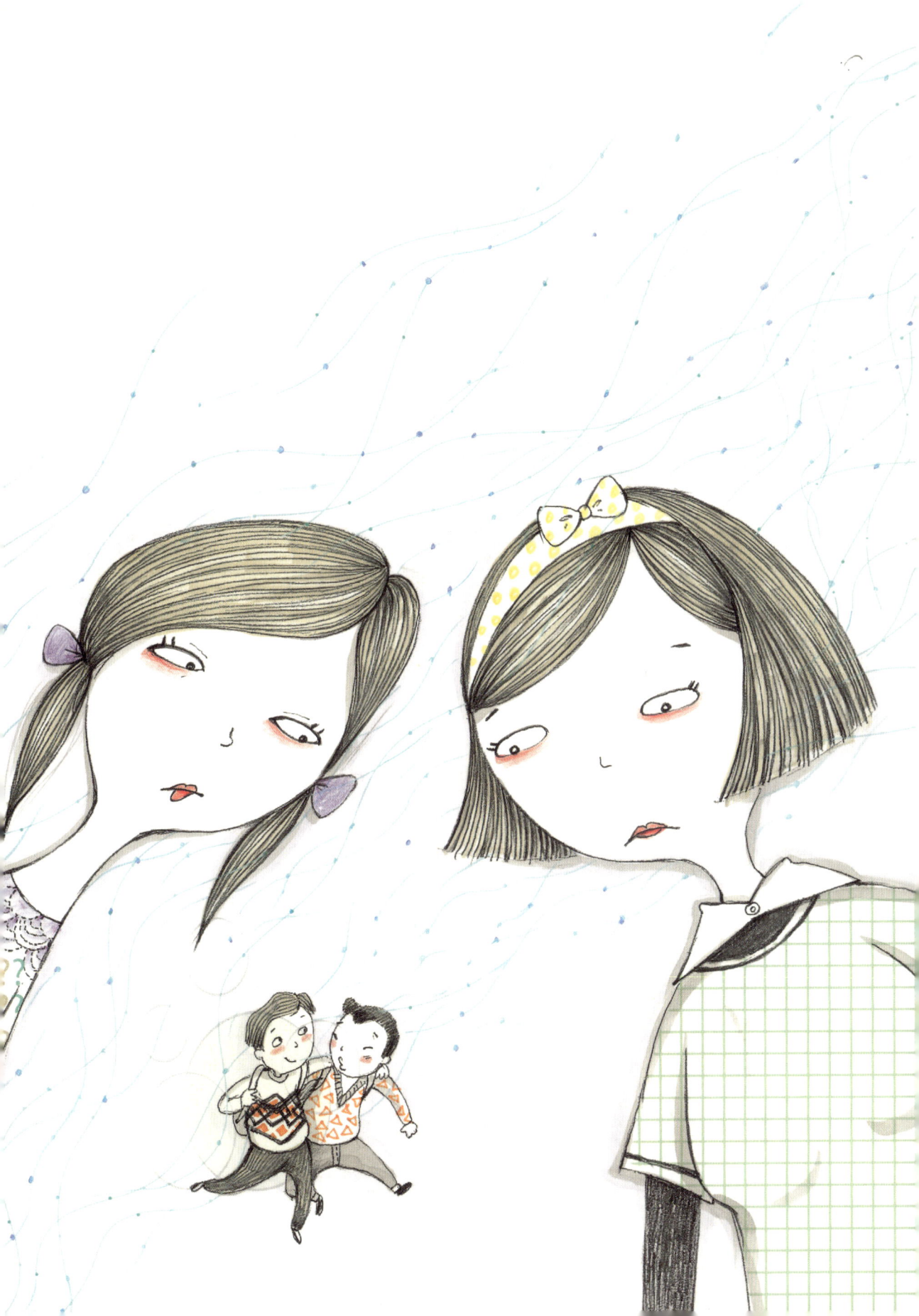

♀ 성장 일기

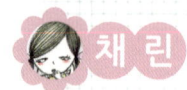

그날 이후 영수와 민호가 서로 좋아하는 사이라고 소문이 났다. 그 모습을 본 게 나와 영주뿐만이 아니었나 보다.

사실 항상 어깨동무하고 손을 잡고, 가끔은 여자애들처럼 팔짱을 끼는 행동들이 평범하게 보이지 않았다.

남자애들 사이에서는 영수와 민호를 '동성애자', '호모', '게이'라고 불렀고, 여자애들은 겉으론 말은 안 하지만 그 애들을 피하는 게 빤히 보였다.

오늘은 조회 시간에 특별 수업이 있었다. 소문이 쉽사리 사그라질 것 같지 않더니 결국 선생님이 나섰다.

"남자와 남자가, 여자와 여자가 서로 좋아하는 건 하나도 이상한 게 아니에요. 그 유명한 메소포타미아의 함무라비 법전에도 이집트의 파피루스에서도, 플라톤과 아리스토텔레스가 살았던 때에도 동성애가 있었어요. 다만 그때는 남녀의 사랑을 이상적으로 여겪기 때문에 동성애를 하는 사람을 비정상적인 사람으로 여겼을 뿐이죠."

그렇게 오랜 옛날에도 동성애가 있었다니 놀랍다. 채 100년도 안 된 일인 줄 알았는데.

"우리나라에도 신라 때 화랑들 사이에 동성애가 있었다고 해요. 화랑 선발 기준 중 하나가 미남이어야 한다는 것이었는데, 사다함과 무관랑 이야기를 보면 서로에게 반해 우정 이상의 감정을 나누었음을 알 수 있어요."

헉, 우리나라에도 동성애가 있었다니. 그게 역사책에 기록되어 있다면 우리 조상들은 그것을 아주 이상하게 본 것은 아닌 것 같다.

그런데 왜 우리는 동성애를 이상하게 보게 된 걸까?

🔍 돋보기 장

동성애란 무엇일까?

사람은 각기 생김새와 생각이 다르듯이 애정을 느끼는 것도 달라요. 대개 남자는 여자에게, 여자는 남자에게 호감을 느끼고 성적인 감정을 갖지만, 누군가는 같은 성별인 사람에게 성적으로 감정적으로 이끌리지요. '동성애'는 같은 성별 간의 사랑을 말해요.

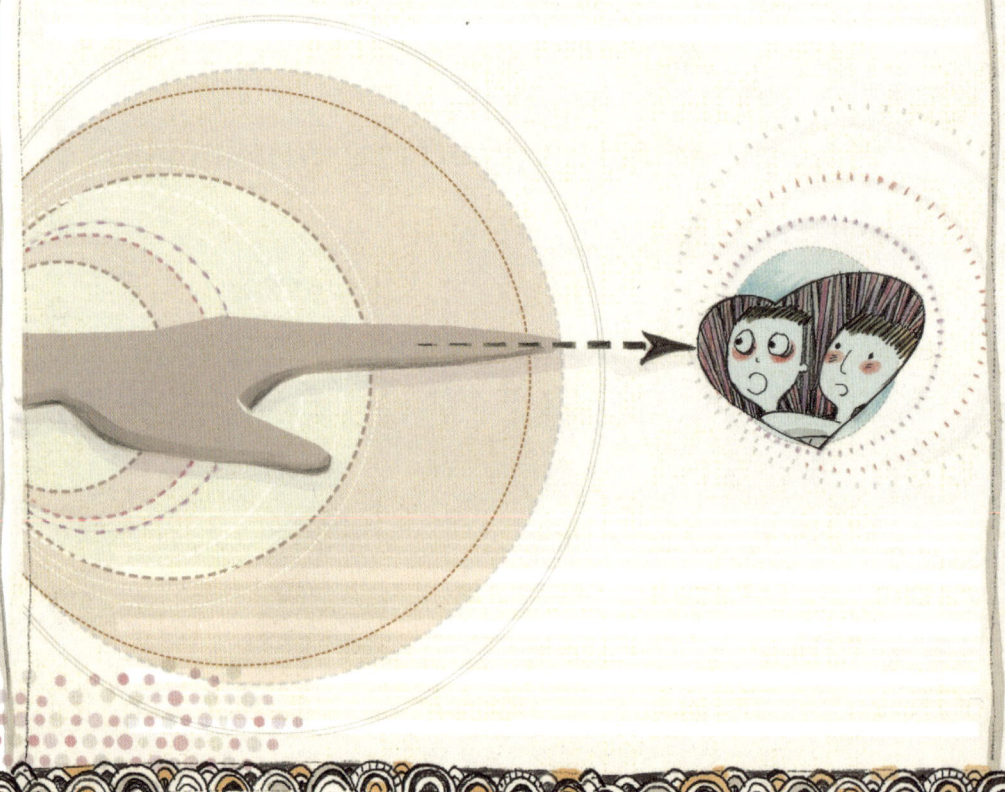

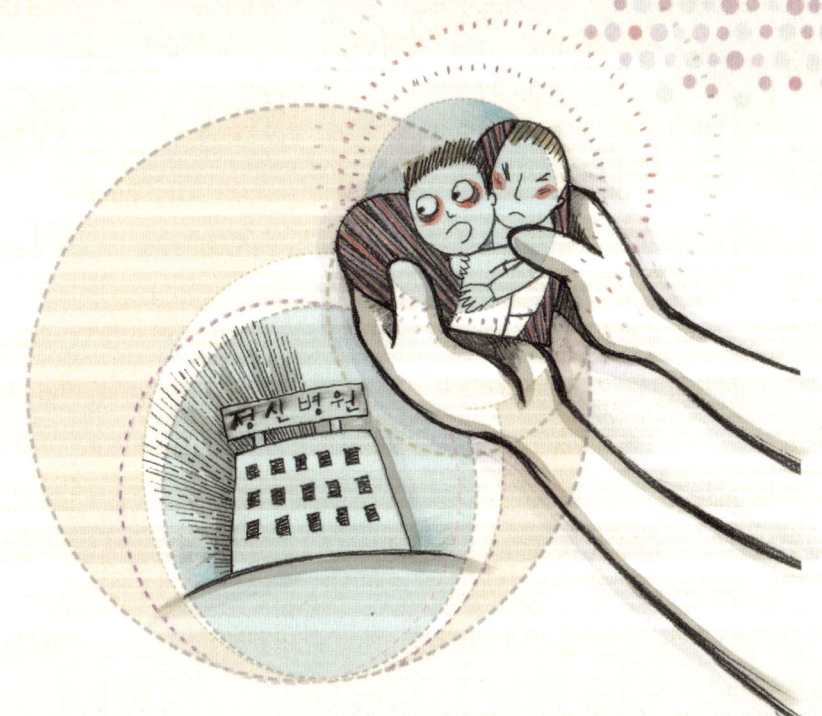

동성애자는 태어날 때부터 다를까?

1965년에는 동성애를 성격 장애로, 1975년까지는 질병이나 질환으로 여겼어요. 하지만 동성애자들이 판단 능력이 떨어지거나 그들이 사람들로부터 신뢰를 얻지 못하며 성격적으로 불안한 것도 아닌 데다 사회생활이나 직장 생활을 하는 데 아무 문제가 없으므로 더는 죄도 질병도 아니라고 국제적으로 인정을 받았어요. 다만 성적 취향이 다를 뿐이에요.

❓ 호기심 장

자신이 동성애자인지 아닌지 어떻게 알 수 있을까?

우선 자신이 다른 사람과 무언가 다르다는 것을 느끼는 데에서 시작해요. 단순히 동성에게 호감을 느끼는 것 이상으로 매력과 꿈, 환상을 갖고 있음을 아는 것이죠.

이런 느낌이 다른 또래와 차이가 있음을 느끼게 되면, 대개 동성애를 느끼는 자신을 혐오하거나 분노하는 등 스트레스를 받는다고 해요. 점차 또래와 멀어지면서 우울과 불안을 느끼는 경우가 많아요.

트랜스젠더도 동성애자일까?

트랜스젠더는 육체적으로 타고난 성과 정신적으로 느끼는 성이 다르다고 생각하는 사람으로, 남자(여자)로 태어났지만, 스스로는 여자(남자)라고 느끼는 것이지요.

트랜스젠더는 이성을 좋아하든 동성을 좋아하든, 아니면 둘 다 좋아하든 성적인 취향과는 아무 상관이 없어요. 수술을 받아 성전환 할 수도 있고, 성기는 그대로 두고 가슴만 수술할 수도 있어요.

성 소수자와 관련된 말

호모 : 호모섹슈얼이라고 하며, 의학적 측면에서 만들어진 말이에요. 이 말은 동성애와 동성애자를 멸시하는 용어로 쓰여요.

게이 : 동성애자를 달리 이르는 말로, 최근에는 주로 남성 동성애자를 가리켜요. 여자 동성애자는 '레즈비언'이라고 해요.

퀴어 : 이상한, 유별난, 별종이라는 뜻에서 시작된 말로, 성적 소수자들이 자부심을 드러내는 용어로 사용하기 시작했어요.

커밍아웃 : 영어로 '벽장에서 나오다'라는 말의 줄임말로, 스스로 자신이 동성애자임을 인정하고 타인에게 밝히는 것을 뜻해요.

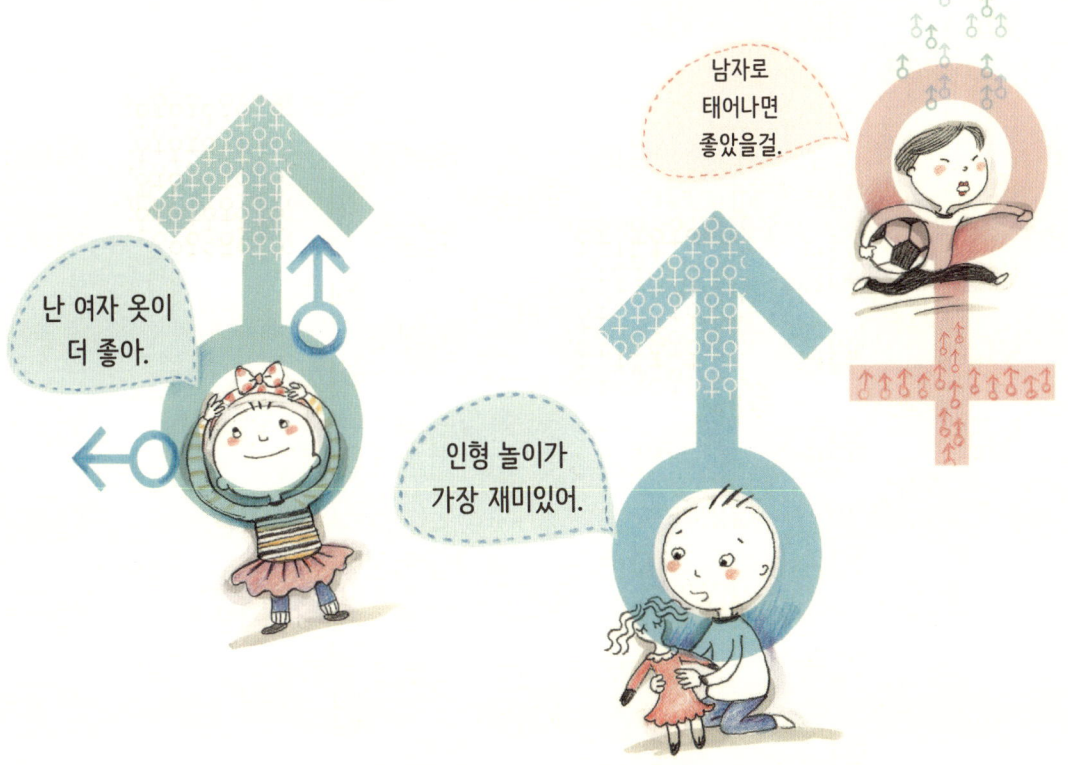

14 나를 지켜요
성폭력 예방법

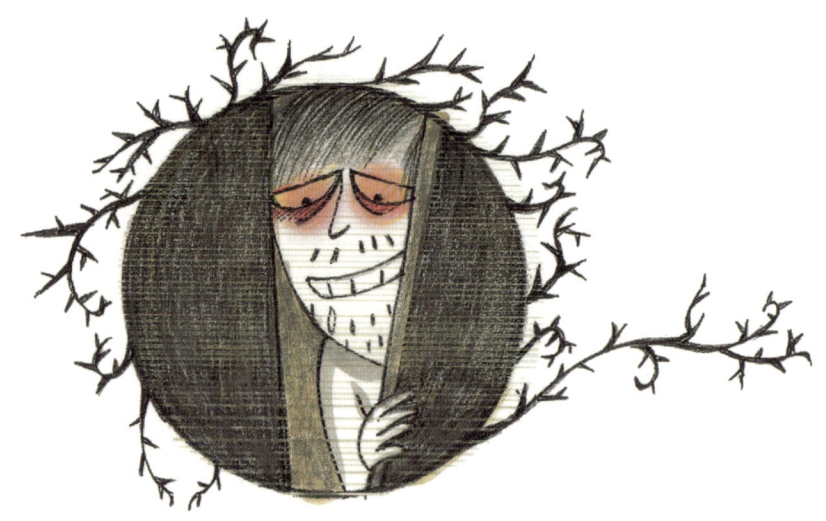

"으악!"

서현이와 제니가 소리를 지르며 교실로 뛰어 들어왔어요.

채린이와 영주는 서둘러 다가가며 물었어요.

"무슨 일이야? 나쁜 사람이 쫓아오기라도 한 거야?"

"아니, 그것보다 더 나쁜 거야."

아이들은 웅성거리며 서현이와 제니에게 몰려들었어요.

서현이는 갑자기 우물쭈물하며 말하기를 꺼렸어요. 어서 말하라는 듯 쳐다보는 눈길을 훑다가 제니가 용기 내어 입을 뗐어요.

"그게……. 우리 둘이 같이 오고 있었거든. 그런데 어떤 아저씨가 갑자기 나타나서는 바지를 쑥 내렸어. 아, 어떻게 해. 봤단 말이야."

제니의 말이 끝나자 서현이는 그 장면이 떠올랐는지 눈물을 터뜨리며 자리에 주저앉았어요.

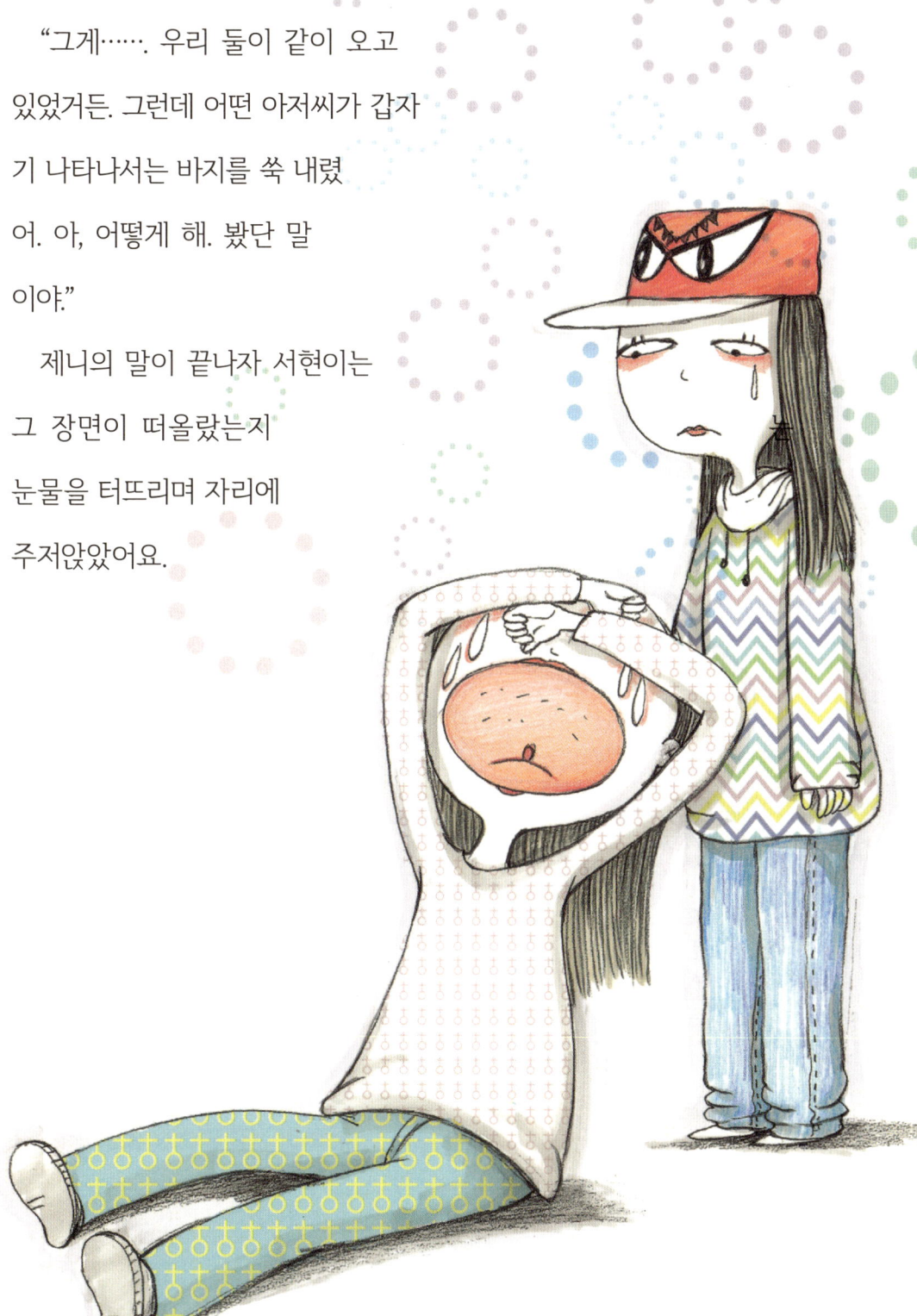

그때 정훈이가 피식 웃으며 말했어요.

"난 또 성폭행이라도 당한 줄 알았네."

여자아이들은 정훈이를 썩 좋아하지 않았어요. 정훈이는 정나미 없이 말하는 재주가 있었거든요.

영주는 당장에라도 정훈이의 멱살을 잡을 것처럼 앞으로 나섰어요. 흠칫 놀란 정훈이는 뒷걸음질 쳤어요.

"아니면 됐지. 왜 그러냐? 네가 본 것도 아니잖아."

채린이도 한마디 거들며 나섰어요.

"야, 그래도 그렇지. 너무 말이 심하잖아."

멀리서 지켜보던 준형이가 한마디 보탰어요.

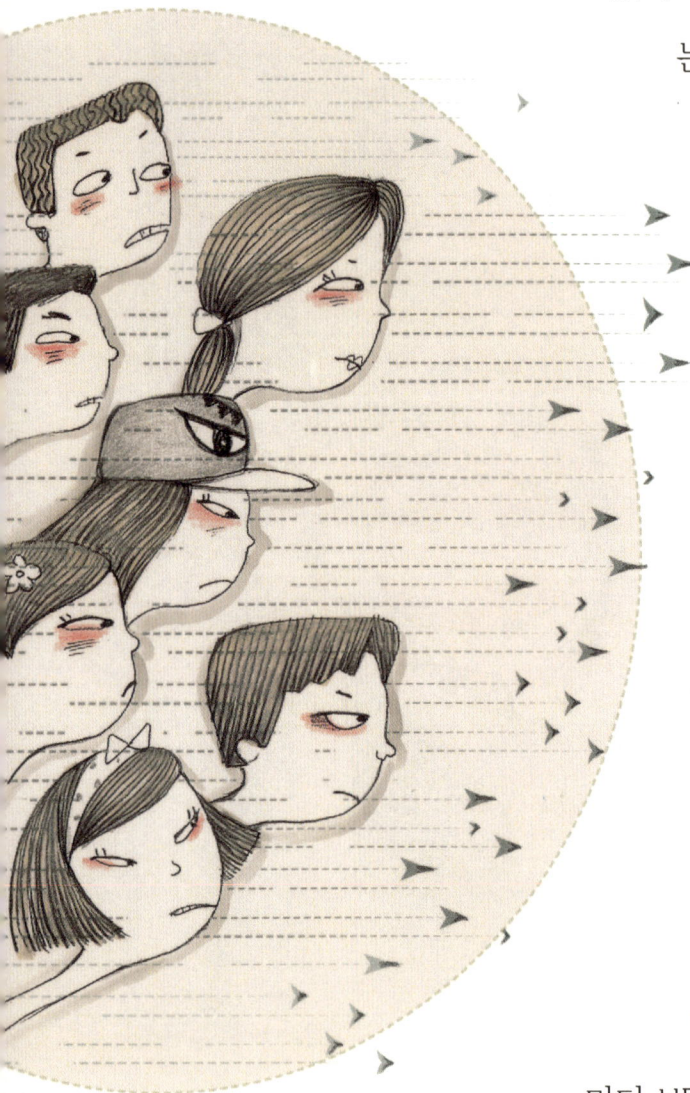

"맞아. 네가 잘못했네. 어서 사과해."

준형이에게 시선을 모았던 친구들도 거들었어요.

"하여튼 쟤는 입이 문제야."

"할 말이 따로 있지. 저래서 여자애들이 싫어하는 거라고."

궁지에 몰린 정훈이는 입을 열 듯 말 듯 하더니 도망치듯 교실을 나서면서 말했어요.

"미안, 진짜 미안. 실수한 거야. 정말 미안해."

갑자기 정훈이가 쿵 하는 소리를 내며 엉덩방아를 찧었어요. 선생님이 나타난 거예요.

"아이고, 괜찮니?"

정훈이는 마치 쥐가 쥐구멍을 찾듯이 자기 자리로 돌아가 앉았어요. 그리고 한참 고개를 들지 못했답니다.

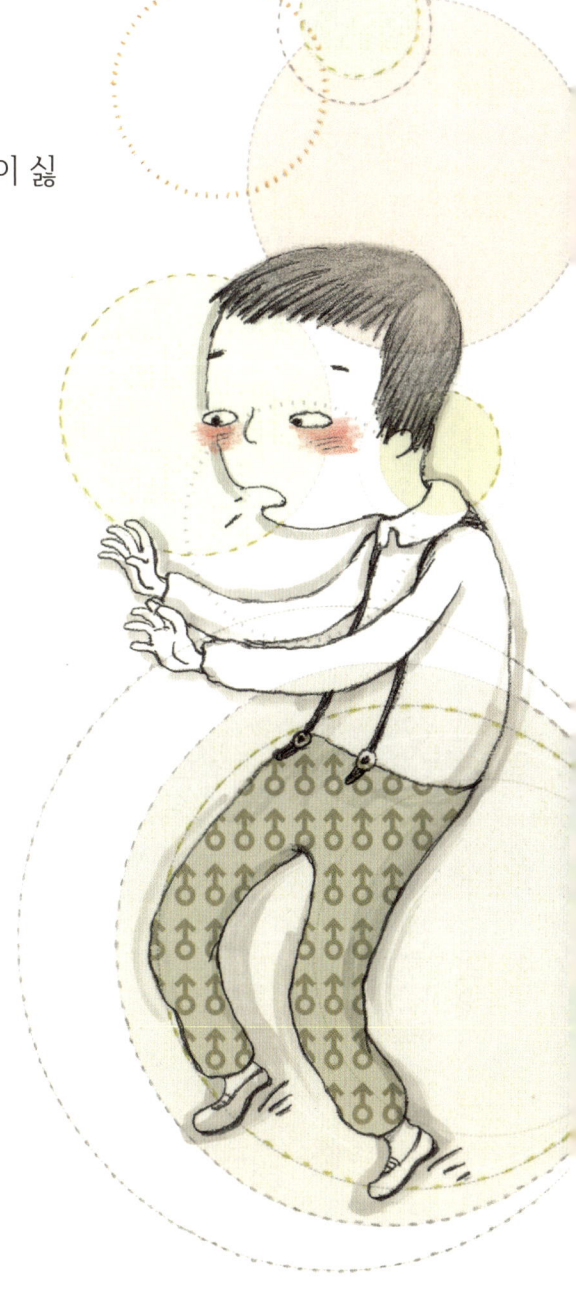

성장 일기

그냥 무심코 말한 것뿐인데, 반 애들 모두를 화나게 할 줄이야!

사실 그 변태 아저씨가 애들을 쫓아왔다거나 집적댔다거나 한 건 아니잖아. 그런 일에 비하면 정말 다행 아닌가.

앞으로는 이 입을 좀 조심해야겠다. 하마터면 반 아이들 모두를 적으로 만들 뻔했다.

도대체 왜 그런 어른들이 있는 거야. 창피하지도 않나? 같은 남자지만 이해가 안 된다.

친구들은 말실수한 나를 한심하게 여기지만, 사실 나도 걱정된다. 학교 내에서 성추행범이나 성폭행범이 마음껏 돌아다니며 아이들을 꼬드겨 몹쓸 짓을 한다는 뉴스를 얼마 전에 보았다.

어떻게 그런 일이 벌어지는 거지? 왜 아이들은 도움을 청하지 못한 걸까? 혹시 흉기라도 들이댄 걸까?

나한테도 그런 일이 생기면 어떻게 하지?

가끔 날이 어둑어둑한 시간에도 엄마에게 온갖 잔소리를 먹어가며 밖으로 나가 동네 친구들과 운동장에서 농구도 하고 축구도 하곤 했는데. 엄마가 괜한 걱정을 하는 게 아니구나 싶다.

난 그것도 모르고 엄마한테 신경질이나 부리다니 한심하다.

"엄마 죄송해요."

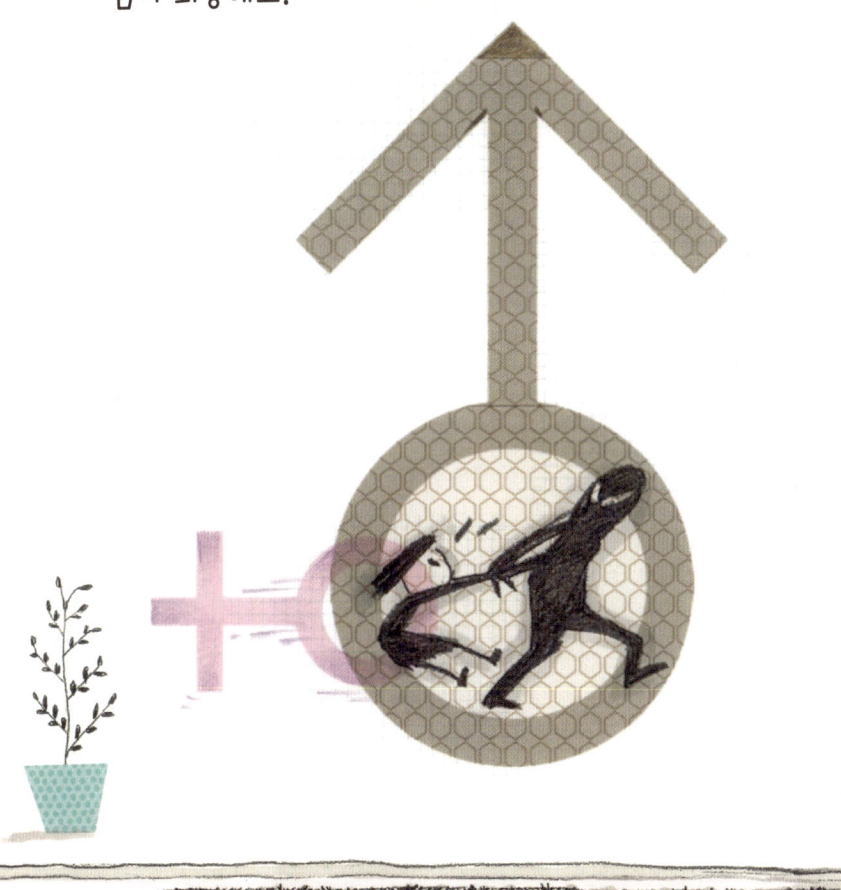

🔍 돋보기 장

성은 특별하고 소중한 것이라고 하는데 왜 남에게 보여 주거나 남의 성을 함부로 대하는 걸까?

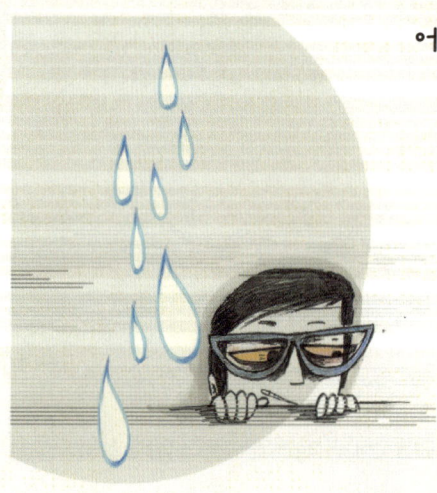

어른 중에는 성을 대하는 데 문제가 있는 사람들이 있어요. 우리의 몸이 얼마나 특별하고 소중한지 잘 모르기 때문이지요. 이들은 강한 성적 흥분을 느끼기 위해 낯선 사람들에게 자신의 몸을 보여 주거나 특정한 물건, 옷, 어린아이, 노인, 동물, 시체 또는 더러운 것에 대해 성적 충동을 느끼거나 자신이나 상대가 고통을 느껴야만 성관계를 할 수 있다고 믿는답니다. 이렇게 비정상적인 성행동을 보이는 것을 '성도착증'이라고 해요.

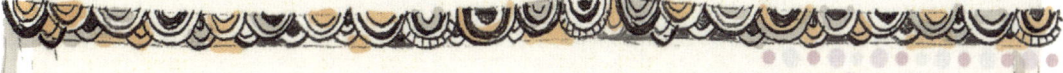

성을 대하는 데 문제가 있는 사람이 하는 나쁜 짓

당하는 사람이 성적으로 수치심을 느끼거나 혐오감을 느끼게 하는 행위에는 폭행 또는 협박하여 강제로 성행위를 하는 '성폭행', 가슴과 엉덩이 성기 부위를 만지거나 문지르거나 성기를 드러내는 '성추행', 이성이 원하지 않는데도 몸을 만지거나 성과 관련된 야한 농담을 하면서 끌어안거나 키스하는 '성희롱' 등이 있어요.

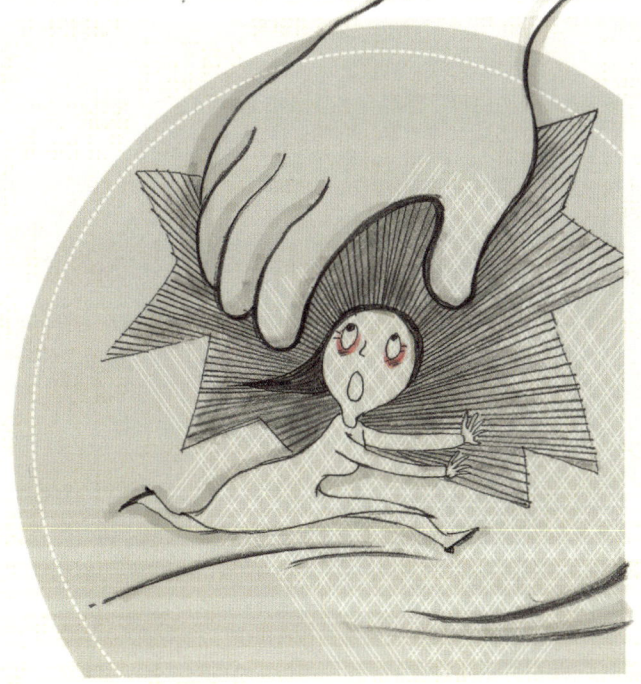

❓ 호기심 장

성도착증을 앓는 이유는 무엇일까?

대개 어릴 적 받은 충격적 경험 때문에 시작된다고 해요. 어른들의 돌봄을 받아야 하는 시기에 학대를 받았거나 부모의 성관계를 우연히 보게 됐거나 갑작스레 어머니와 떨어져 지내게 되어 어머니의 사랑을 충분히 받지 못해 심리적으로 문제가 생겼기 때문이에요.

어린이를 대상으로 성폭행하는 사람들의 특징은 무엇일까?

외톨이로 지내거나, 결혼한 사람의 경우 부부 사이가 좋지 않거나, 같은 어른과는 성관계하기 힘들어하는 사람들이 어린이를 대상으로 성적 즐거움을 얻기 위해 성폭행을 저지른대요. 심지어 어릴 때 성폭행을 당한 사람들조차 스스로 범죄자가 되기도 한대요.

낯선 사람을 경계해야 하는 이유는 무엇일까?

어린이를 대상으로 하는 성폭력 범죄자들은 피해자인 어린이를 유인할 때 폭력을 쓰거나 협박을 하기보다는 사소한 물건을 주거나 도움을 청하는 등 친절을 베풀거나 바라기 때문이에요.
어린이들은 평소에 도움이 필요한 사람이나 친절을 외면하는 것은 올바른 행동이 아니라고 배우기 때문에 대개 거절하지 않지요. 마치 잘 아는 사람인 듯 접근하기 때문에 착한 어린이들은 의심하지 않고 잘 도와주려고 한답니다.
또 10명 중 7~8명이 아는 사람에게 성폭력을 당했다고 하니 조심해야 해요.

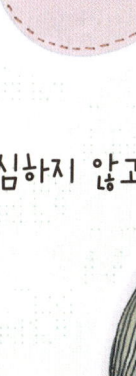

얘, 혹시 주민 센터까지 안내해 줄 수 있니?

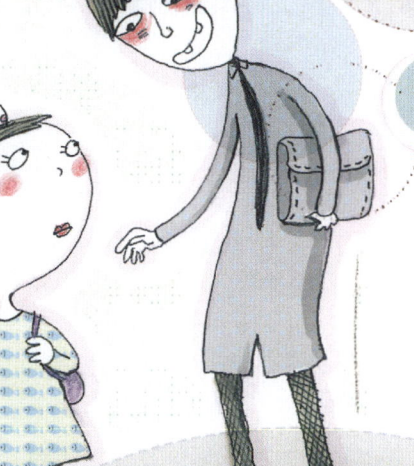

📛 성폭력 예방법

1. 항상 부모님과 다니거나 친구들과 함께 여럿이 어울려 다녀요.

2. 안전한 등하굣길로 다니고 도움을 받을 수 있는 곳을 알아둬요.

3. 낯선 사람이 집에 왔을 때 부모님이나 어른이 없다면 반드시 전화를 걸어 허락을 받고 문을 열어 줘야 해요.

4. 모르는 사람이 도움을 청하거나 맛있는 것을 사 준다고 하거나 선물을 준다고 하면 싫다고 대답해도 돼요.

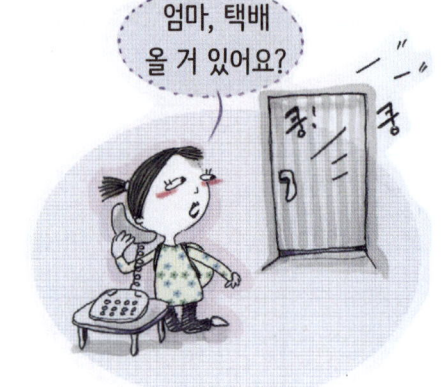

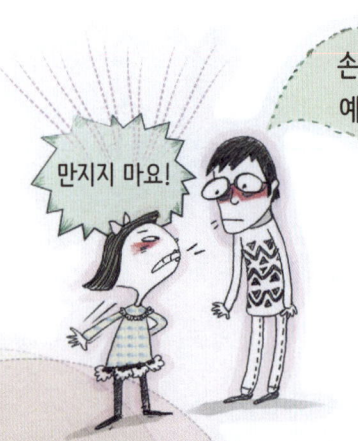

누군가 싫은 행동을 하면 "싫어요", "부모님께 말할 거예요." 하고 자기 생각을 단호하게 말해요. 내 생각을 정확하게 표현하는 것이 중요해요.

5. 부모님에게 하루 중 있었던 일을 말해요. 좋았던 일은 물론이고 불편하고 나쁜 감정도 말해요.
조금이라도 이상한 일을 겪었다면 반드시 부모님이나 선생님에게 말해요.

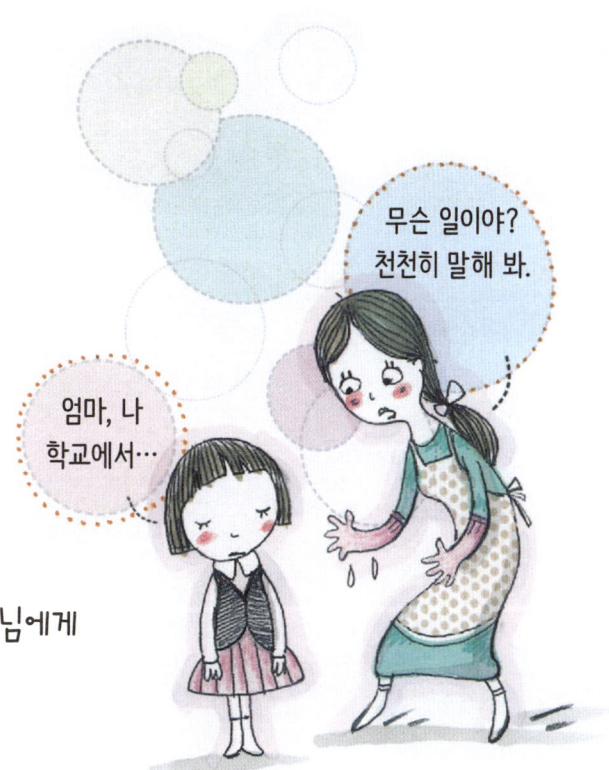

6. 친구들과 놀러 갈 때는 항상 부모님에게 미리 말씀드리고 허락을 받아요.

7. 친구들끼리도 몸을 함부로 만지거나 허락 없이 사진을 찍어서는 안 돼요.

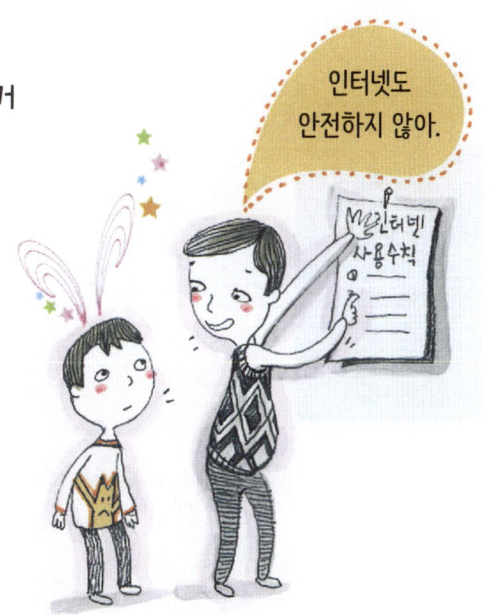

8. 부모님과 같이 인터넷 사용 수칙을 만들고 나쁜 정보는 차단되게 해요.

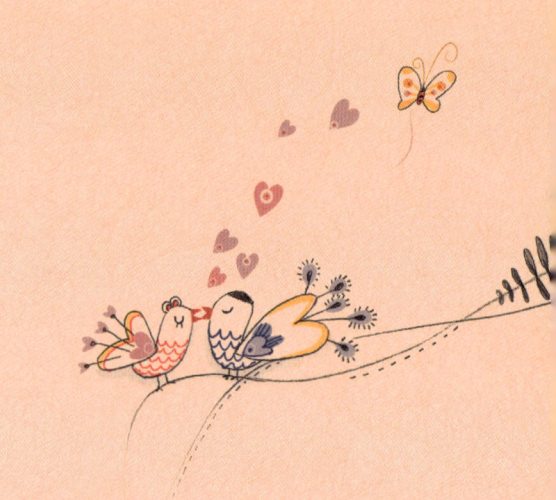
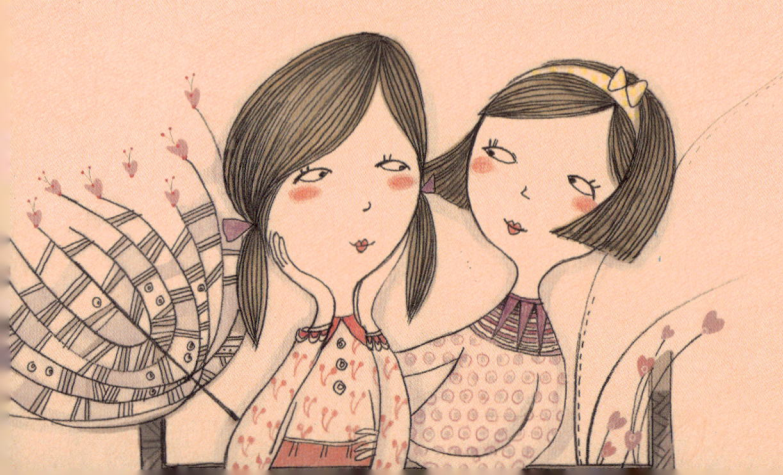